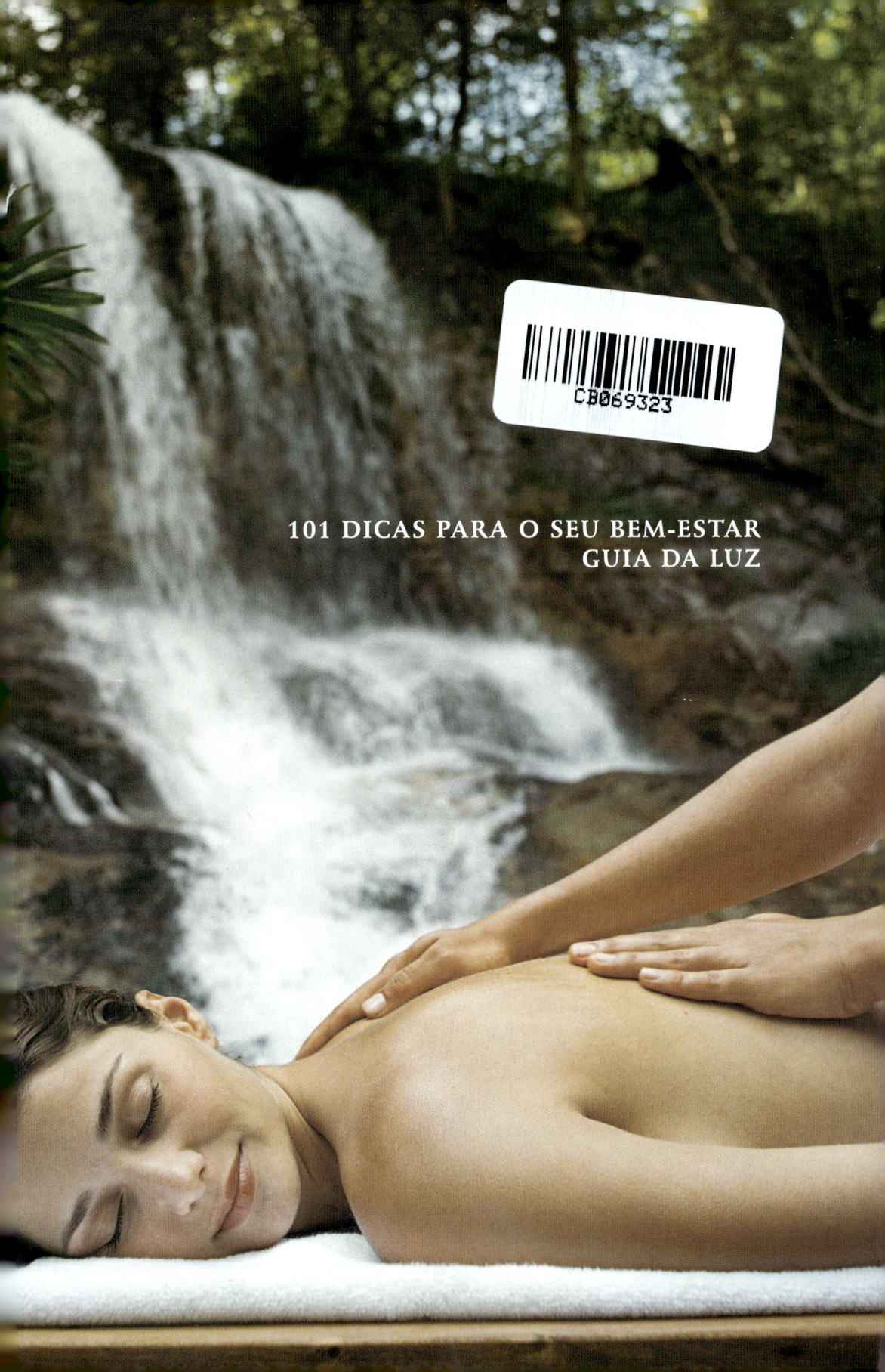

101 DICAS PARA O SEU BEM-ESTAR
GUIA DA LUZ

DIVULGAÇÃO

Ediouro

GUIA QUATRO RODAS

OFURÔ – CASA GRANDE

# 101 DICAS PARA O SEU BEM-ESTAR
# GUIA DA LUZ

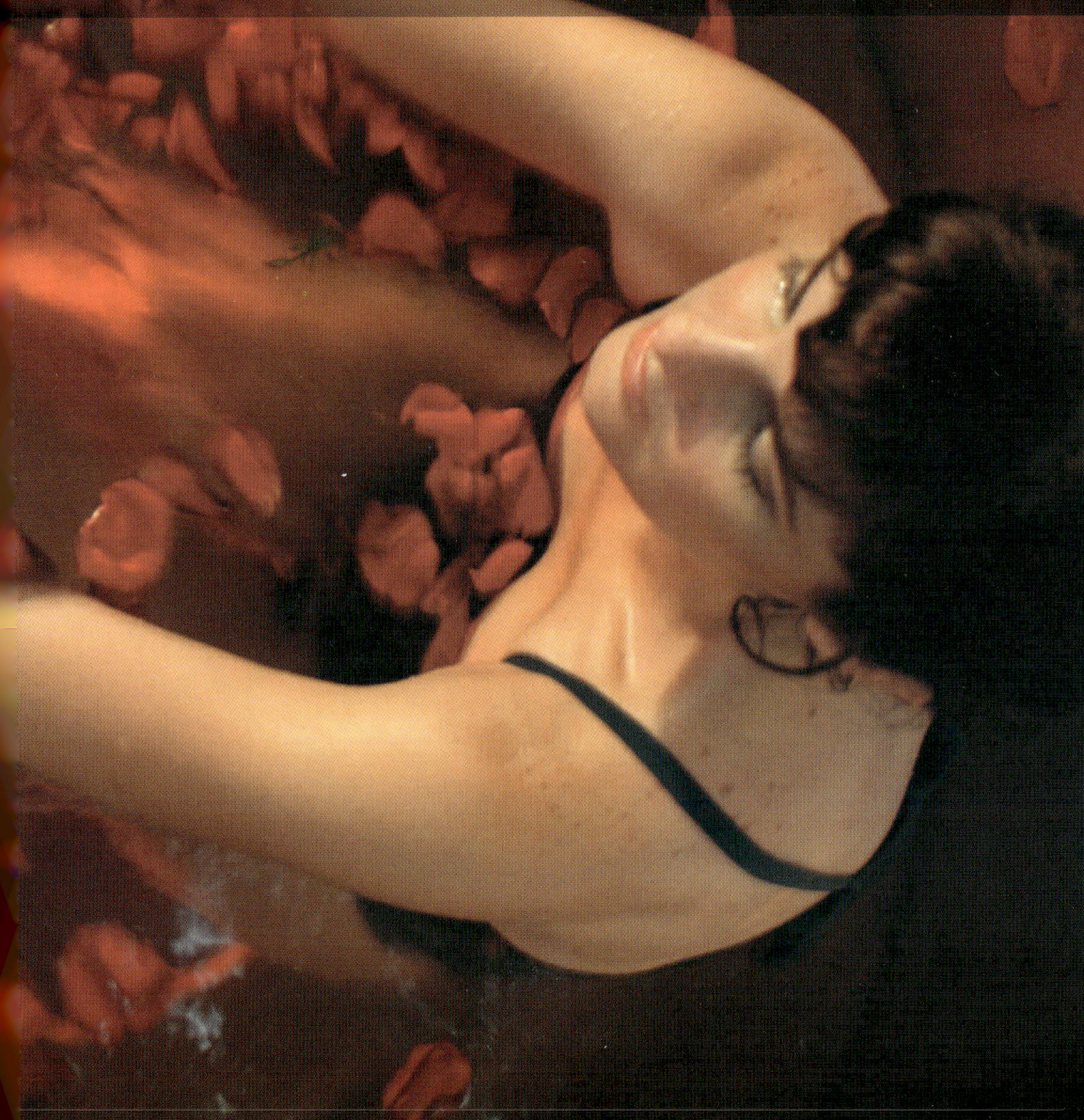

# Mapa
Escolha o tema ou a cidade e boa viagem!

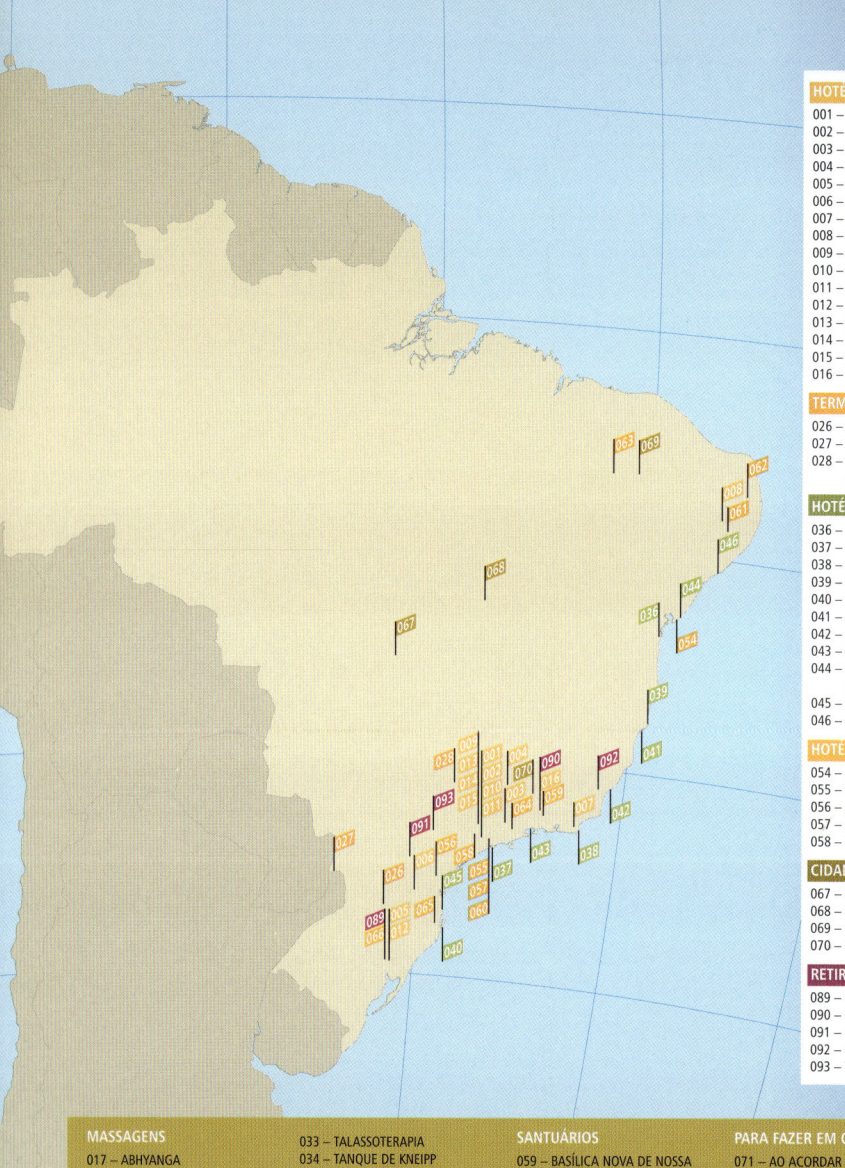

## HOTÉIS DE CAMPO
001 – CAMPO DOS SONHOS (SOCORRO, SP)
002 – CANTO DA FLORESTA (AMPARO, SP)
003 – CONFRARIA DA TERRA (CAMPOS DO JORDÃO, SP)
004 – FAZENDA SANTA MARINA (CRISTIANO OTONI, MG)
005 – KUROTEL (GRAMADO, RS)
006 – LAPINHA CLÍNICA E SPA NATURISTA (LAPA, PR)
007 – MARIA BONITA (NOVA FRIBURGO, RJ)
008 – OÁSIS (GRAVATÁ, PE)
009 – PONTO DE LUZ (JOANÓPOLIS, SP)
010 – POUSADA 4 LUAS (ATIBAIA, SP)
011 – SANT'ANNA (AMPARO, SP)
012 – SERRANO (GRAMADO, RS)
013 – SETE VOLTAS (ITATIBA, SP)
014 – UNIQUE GARDEN (MAIRIPORÃ, SP)
015 – VIKTORIA GARTEN (ITAPECERICA DA SERRA, SP)
016 – VRINDÁVANA (TERESÓPOLIS, RJ)

## TERMAS
026 – ITÁ THERMAS (ITÁ, SC)
027 – MABU THERMAS E RESORT (FOZ DO IGUAÇU, PR)
028 – OURO MINAS GRANDE HOTEL E TERMAS DE ARAXÁ (ARAXÁ, MG)

## HOTÉIS NA PRAIA
036 – ALDEIA DA MATA ECO-LODGE (ITACARÉ, BA)
037 – CASA GRANDE (GUARUJÁ, SP)
038 – CASAS BRANCAS (BÚZIOS, RJ)
039 – COSTA BRASILIS RESORT (PORTO SEGURO, BA)
040 – COSTÃO DO SANTINHO (FLORIANÓPOLIS, SC)
041 – CLUB MED TRANCOSO (TRANCOSO, BA)
042 – NUVEM AZUL (GUARAPARI, ES)
043 – PESTANA ANGRA (ANGRA DOS REIS, RJ)
044 – PRAIA DO FORTE ECORESORT & THALASSO SPA (PRAIA DO FORTE, BA)
045 – RECANTO DAS ÁGUAS (BALNEÁRIO CAMBORIÚ, SC)
046 – RITZ LAGOA DA ANTA (MACEIÓ, AL)

## HOTÉIS URBANOS
054 – CONVENTO DO CARMO (SALVADOR, BA)
055 – FASANO (SÃO PAULO, SP)
056 – PESTANA CURITIBA (CURITIBA, PR)
057 – RENAISSANCE (SÃO PAULO, SP)
058 – THE ROYAL PALM PLAZA (CAMPINAS, SP)

## CIDADES ESPECIAIS
067 – ALTO PARAÍSO DE GOIÁS
068 – SERRA DO RONCADOR
069 – SETE CIDADES
070 – VALE DO MATUTU

## RETIROS
089 – CHAGDUD GONPA KHADRO LING (TRÊS COROAS, RS)
090 – KRISHNA SHAKTI ASHRAM (CAMPOS DO JORDÃO, SP)
091 – MOSTEIRO DA RESSURREIÇÃO (PONTA GROSSA, PR)
092 – MOSTEIRO ZEN MORRO DA VARGEM (IBIRAÇU, ES)
093 – VISÃO FUTURO (PORANGABA, SP)

## MASSAGENS
017 – ABHYANGA
018 – AIURVÉDICA
019 – DRENAGEM LINFÁTICA
020 – REFLEXOLOGIA
021 – SHIATSU
022 – SUECA
023 – THAI
024 – TUI NA
025 – WATSU

## HIDROTERAPIA
029 – BANHO DE TRONCO
030 – DUCHA ESCOCESA
031 – OFURÔ
032 – PEDILÚVIO
033 – TALASSOTERAPIA
034 – TANQUE DE KNEIPP
035 – TERMAS

## IOGA
047 – ASHTANGA VINYASA IOGA
048 – HATA IOGA
049 – IYENGAR IOGA
050 – POWER IOGA
051 – SWÁSTHYA IOGA
052 – LIAN GONG
053 – TAI CHI CHUAN

## SANTUÁRIOS
059 – BASÍLICA NOVA DE NOSSA SENHORA APARECIDA
060 – IGREJA DE NOSSA SENHORA DA LUZ
061 – IGREJA DE SÃO COSME E SÃO DAMIÃO
062 – MEMORIAL FREI DAMIÃO
063 – MEMORIAL PADRE CÍCERO
064 – MUSEU E CASA DE FREI GALVÃO
065 – SANTUÁRIO SANTA PAULINA
066 – SANTUÁRIO DE N.S. DE CARAVAGGIO

## PARA FAZER EM CASA
071 – AO ACORDAR
072 – BANHO A SECO
073 – BANHO PARA REVITALIZAR OS PÉS
074 – BANHO RELAXANTE
075 – BOLSA DE ÁGUA QUENTE
076 – CHÁ DE ERVAS
077 – CONCENTRE-SE NA PAISAGEM
078 – CUIDE DA NUCA
079 – EQUILÍBRIO
080 – ESCALDA-PÉS CASEIRO
081 – ESPREGUIÇAR
082 – INSPIRE-SE NOS GATOS
083 – MASSAGEM
084 – MEDITAÇÃO
085 – RELAXAMENTO
086 – RESPIRAÇÃO CONTRA A ANSIEDADE
087 – RESPIRE PARA RELAXAR
088 – TAPOTAGEM

## MEDITAÇÃO E TERAPIAS HOLÍSTICAS
094 – MEDITAÇÃO
095 – ACUPUNTURA
096 – BANHO DE ARGILA
097 – INTEGRAÇÃO CRANIOSSACRA
098 – PEDRAS QUENTES
099 – REIKI
100 – SHIRODHARA
101 – XAMANISMO

# APRESENTAÇÃO

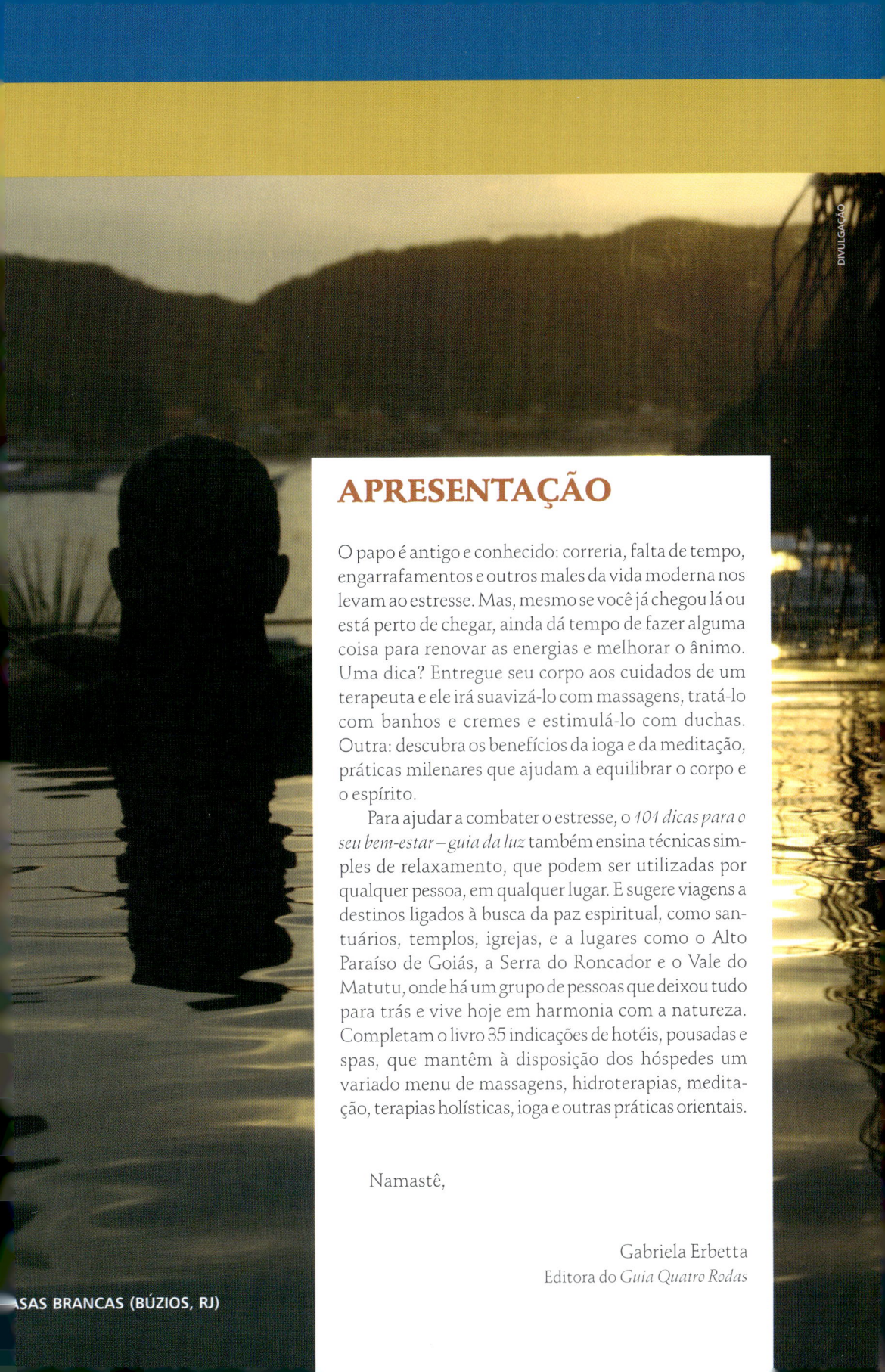

O papo é antigo e conhecido: correria, falta de tempo, engarrafamentos e outros males da vida moderna nos levam ao estresse. Mas, mesmo se você já chegou lá ou está perto de chegar, ainda dá tempo de fazer alguma coisa para renovar as energias e melhorar o ânimo. Uma dica? Entregue seu corpo aos cuidados de um terapeuta e ele irá suavizá-lo com massagens, tratá-lo com banhos e cremes e estimulá-lo com duchas. Outra: descubra os benefícios da ioga e da meditação, práticas milenares que ajudam a equilibrar o corpo e o espírito.

Para ajudar a combater o estresse, o *101 dicas para o seu bem-estar – guia da luz* também ensina técnicas simples de relaxamento, que podem ser utilizadas por qualquer pessoa, em qualquer lugar. E sugere viagens a destinos ligados à busca da paz espiritual, como santuários, templos, igrejas, e a lugares como o Alto Paraíso de Goiás, a Serra do Roncador e o Vale do Matutu, onde há um grupo de pessoas que deixou tudo para trás e vive hoje em harmonia com a natureza. Completam o livro 35 indicações de hotéis, pousadas e spas, que mantêm à disposição dos hóspedes um variado menu de massagens, hidroterapias, meditação, terapias holísticas, ioga e outras práticas orientais.

Namastê,

Gabriela Erbetta
Editora do *Guia Quatro Rodas*

HIDROTERAPIA – COSTÃO DO SANTINHO

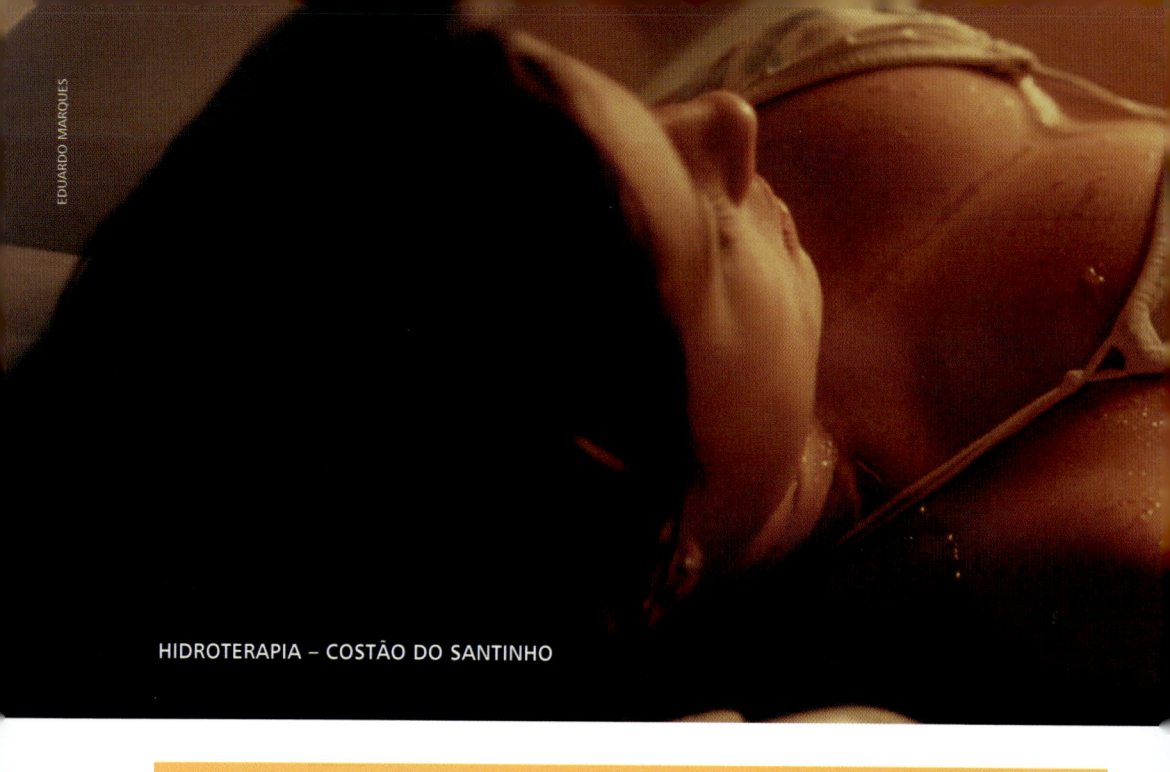

## HOTÉIS DE CAMPO — 8

CAMPO DOS SONHOS (Socorro, SP); CANTO DA FLORESTA (Amparo, SP); CONFRARIA DA TERRA (Campos do Jordão, SP); FAZENDA SANTA MARINA (Cristiano Otoni, MG); KUROTEL (Gramado, RS); LAPINHA CLÍNICA E SPA NATURISTA (Lapa, PR); MARIA BONITA (Nova Friburgo, RJ); OÁSIS (Gravatá, PE); PONTO DE LUZ (Joanópolis, SP); POUSADA 4 LUAS (Atibaia, SP); SANT'ANNA (Amparo, SP); SERRANO (Gramado, RS); SETE VOLTAS (Itatiba, SP); UNIQUE GARDEN (Mairiporã, SP); VIKTORIA GARTEN (Itapecerica da Serra, SP); VRINDÁVANA (Teresópolis, RJ).

### MASSAGENS — 26
ABHYANGA; AIURVÉDICA; DRENAGEM LINFÁTICA; REFLEXOLOGIA; SHIATSU; SUECA; THAI; TUI NA; WATSU.

## TERMAS — 32

ITÁ THERMAS (Itá, SP); MABU THERMAS E RESORT (Foz do Iguaçu, PR); OURO MINAS GRANDE HOTEL E TERMAS DE ARAXÁ (Araxá, MG).

### HIDROTERAPIA — 38
BANHO DE TRONCO; DUCHA ESCOCESA; OFURÔ; PEDILÚVIO; TALASSOTERAPIA; TANQUE DE KNEIPP; TERMAS.

## HOTÉIS NA PRAIA — 42

ALDEIA DA MATA ECO-LODGE (Itacaré, BA); CASA GRANDE (Guarujá, SP); CASAS BRANCAS (Búzios, RJ); COSTA BRASILIS RESORT (Porto Seguro, BA); COSTÃO DO SANTINHO (Florianópolis, SC); CLUB MED TRANCOSO (Trancoso, BA); NUVEM AZUL (Guarapari, ES); PESTANA ANGRA (Angra dos Reis, RJ); PRAIA DO FORTE ECORESORT & THALASSO SPA (Praia do Forte, BA); RECANTO DAS ÁGUAS (Balneário Camboriú, SC); RITZ LAGOA DA ANTA (Maceió, AL).

### IOGA — 56
ASHTANGA VINYASA IOGA; HATA IOGA; IYENGAR IOGA; POWER IOGA; SWÁSTHYA IOGA; LIAN GONG; TAI CHI CHUAN.

# SUMÁRIO

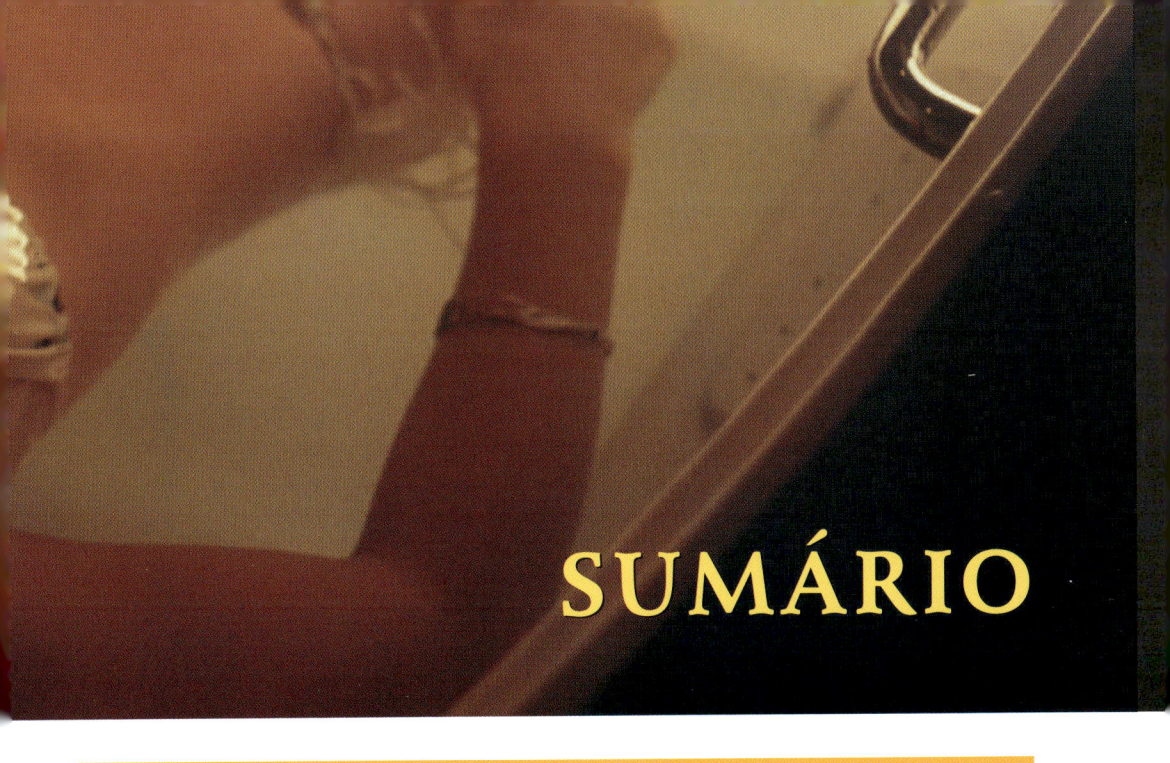

## HOTÉIS URBANOS — 60
CONVENTO DO CARMO (Salvador, BA); FASANO (São Paulo, SP); PESTANA CURITIBA (Curitiba, PR); RENAISSANCE (São Paulo, SP); THE ROYAL PALM PLAZA (Campinas, SP).

## SANTUÁRIOS — 66
BASÍLICA NOVA DE NOSSA SENHORA APARECIDA; IGREJA DE NOSSA SENHORA DA LUZ; IGREJA DE SÃO COSME E SÃO DAMIÃO; MEMORIAL FREI DAMIÃO; MEMORIAL PADRE CÍCERO; MUSEU E CASA DE FREI GALVÃO; SANTUÁRIO SANTA PAULINA; SANTUÁRIO DE N.S. DE CARAVAGGIO.

## CIDADES ESPECIAIS — 72
ALTO PARAÍSO DE GOIÁS; SERRA DO RONCADOR; SETE CIDADES; VALE DO MATUTU.

## PARA FAZER EM CASA — 78
AO ACORDAR; BANHO A SECO; BANHO PARA REVITALIZAR OS PÉS; BANHO RELAXANTE; BOLSA DE ÁGUA QUENTE; CHÁ DE ERVAS; CONCENTRE-SE NA PAISAGEM; CUIDE DA NUCA; EQUILÍBRIO; ESCALDA-PÉS CASEIRO; ESPREGUIÇAR; INSPIRE-SE NOS GATOS; MASSAGEM; MEDITAÇÃO; RELAXAMENTO; RESPIRAÇÃO CONTRA A ANSIEDADE; RESPIRE PARA RELAXAR; TAPOTAGEM.

## RETIROS — 90
CHAGDUD GONPA KHADRO LING (Três Coroas, RS); KRISHNA SHAKTI ASHRAM (Campos do Jordão, SP); MOSTEIRO DA RESSURREIÇÃO (Ponta Grossa, PR); MOSTEIRO ZEN MORRO DA VARGEM (Ibiraçu, ES); VISÃO FUTURO (Porangaba, SP).

## MEDITAÇÃO E TERAPIAS HOLÍSTICAS — 98
MEDITAÇÃO; ACUPUNTURA; BANHO DE ARGILA; INTEGRAÇÃO CRANIOSSACRAL; PEDRAS QUENTES; REIKI; SHIRODHARA; XAMANISMO.

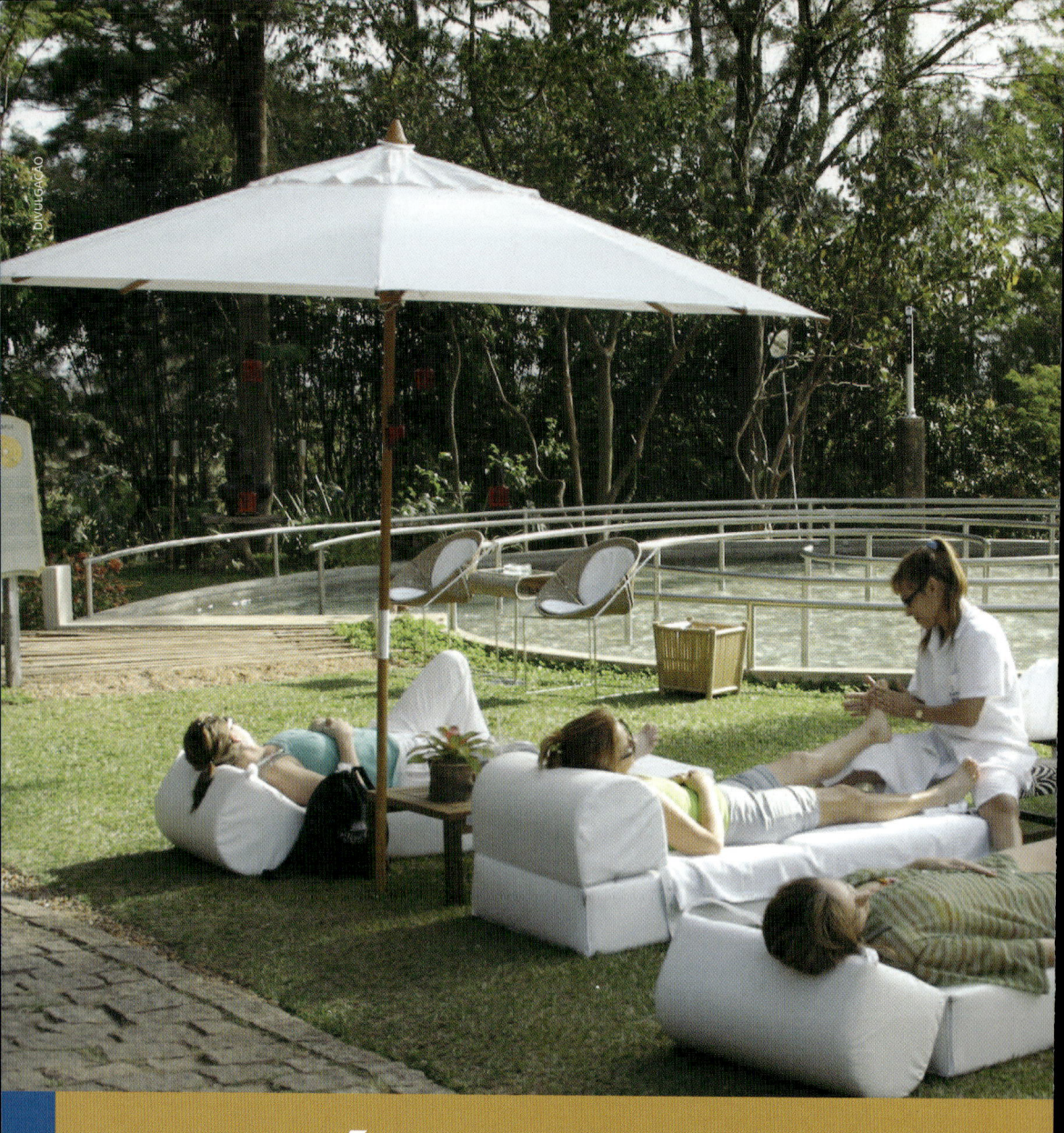

# HOTÉIS DE CAMPO

SETE VOLTAS

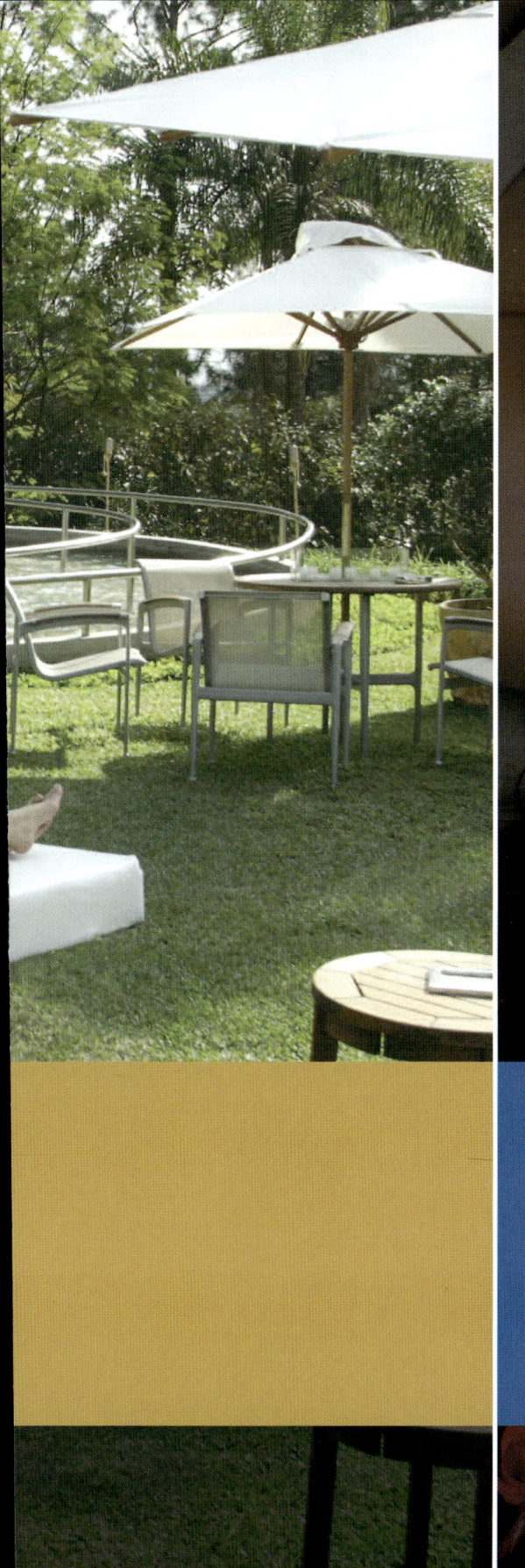

Campo dos Sonhos (Socorro, SP)

Canto da Floresta (Amparo, SP)

Confraria da Terra (Campos do Jordão, SP)

Fazenda Santa Marina (Cristiano Otoni, MG)

Kurotel (Gramado, RS)

Lapinha Clínica e Spa Naturista (Lapa, PR)

Maria Bonita (Nova Friburgo, RJ)

Oásis (Gravatá, PE)

Ponto de Luz (Joanópolis, SP)

Pousada 4 Luas (Atibaia, SP)

Sant'Anna (Amparo, SP)

Serrano (Gramado, RS)

Sete Voltas (Itatiba, SP)

Unique Garden (Mairiporã, SP)

Viktoria Garten (Itapecerica da Serra, SP)

Vrindávana (Teresópolis, RJ)

## MASSAGENS

Abhyanga • Aiurvédica
Drenagem linfática
Reflexologia • Shiatsu
Sueca • Thai
Tui Na • Watsu

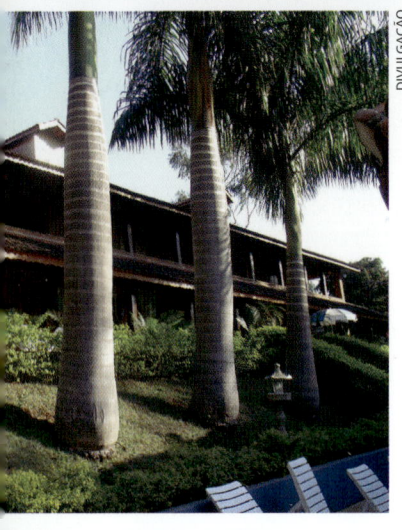

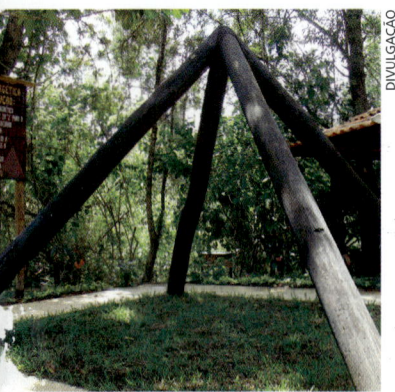

## CAMPO DOS SONHOS
### (Socorro, SP)

Ter um filho, escrever um livro e plantar uma árvore – diz a sabedoria popular que ninguém pode considerar sua vida completa sem ter cumprido essas três metas. Bem, pelo menos o plantio de uma árvore o Campo dos Sonhos pode providenciar. E também, ao pé dela, uma plaquinha com seu nome e a data da hospedagem. Se não tornar sua vida mais completa, pelo menos vai servir como um registro dos dias passados no hotel, com florais de Bach e de Saint Germain, xamanismo siberiano, massagem tântrica e tarô.

Conduzidos por uma terapeuta holística três vezes por semana, os tratamentos somam-se a consultas de aconselhamento individual, encontros específicos para mulheres (para falar de família, relacionamentos, estresse e essência feminina) e biodança. Experiência grupal intensa e de efeito imediato, ela convida ao respeito às individualidades e fraquezas emocionais de cada um e à maior integração afetiva. Por isso, não raro termina em choros e abraços comovidos.

Estrada dos Sonhos, km 6, Bairro das Lavras de Baixo, (19) 3895-3161; www.campodossonhos.com.br. **Preço:** R$ 264,00 (apartamento duplo) e R$ 165,00 (individual). Terapias de R$ 20,00 a R$ 55,00. **Inclui:** pensão completa, monitoria adulta e infantil, visita guiada pela fazenda, brincadeiras educativas e torneios de pesca.

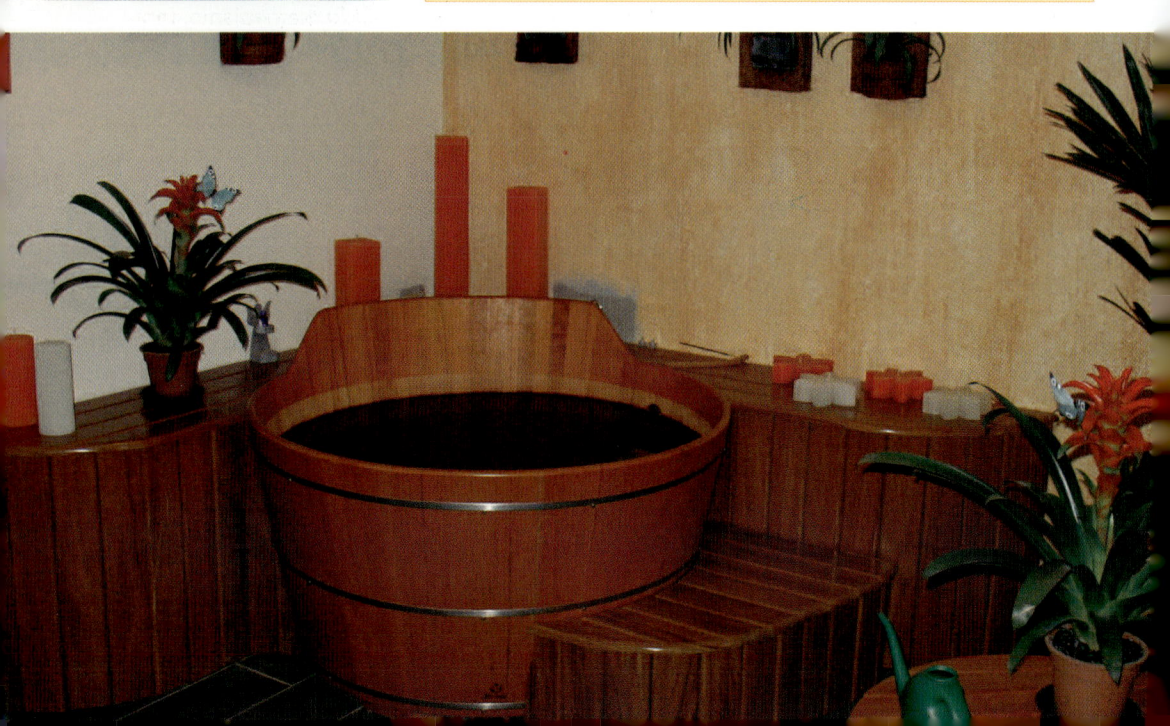

## 002 CANTO DA FLORESTA
**(Amparo, SP)**

Somente depois do badalar de um sino para "pedir licença às entidades locais" é que você começa a percorrer o Caminho Místico, uma trilha com sete totens de madeira. Cada um tem um cristal correspondente a um chacra, para recarregar nossas baterias – ou, para ser misticamente correto, energizar nossos próprios chacras. Trata-se de um hotel "globalizado": as estruturas do labirinto e do Templo do Sol fazem você se sentir no Peru, enquanto velas, incenso, mobília e imagens respiram ares de Bali, Índia e Egito.

A sabedoria chinesa aparece no *feng shui*, técnica utilizada para determinar a construção, a decoração e o paisagismo do hotel. Os 66 apartamentos, por exemplo, têm cantos arredondados para que o Chi (energia vital) possa circular melhor, e as camas estão sempre com as cabeceiras viradas para o norte. Do Japão vem o jardim interno, com lago, chafariz, carpas e cristais. A combinação de água e cristais repete-se no centro das mesas do restaurante, sempre com a função de transformar positivamente energias – no caso, a dos alimentos: hortaliças, legumes, cereais e ovos, tudo produzido ali mesmo, de forma orgânica. Por fim, a queda-d'água dos riachos (onde há banhos xamanísticos), as árvores e as trilhas não deixam dúvida: são definitivamente brasileiras.

Bairro Furquilha, acesso pela saída para Monte Alegre do Sul a partir da rodovia SP-360 para Serra Negra, 0800-707-7050 e (19) 3899-1296; www.hotelcantodafloresta.com.br. **Preço:** R$ 371,00 (diária individual) e R$ 436,00 (luxo, para duas pessoas). Terapias de R$ 75,00 a R$ 120,00. **Inclui:** pensão completa.

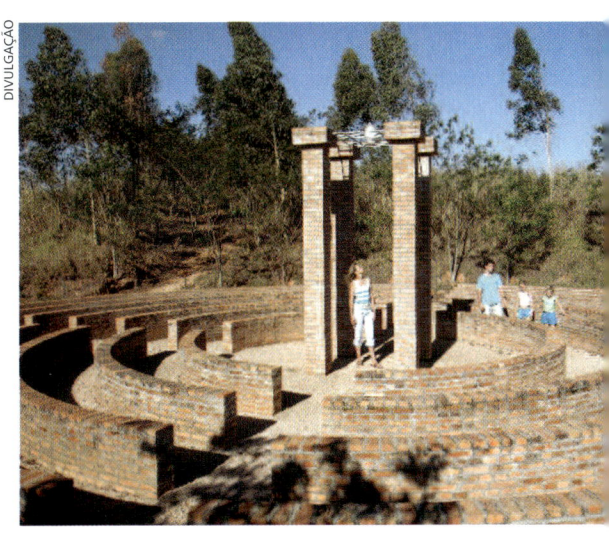

## 003 CONFRARIA DA TERRA
**(Campos do Jordão, SP)**

Olhando de fora, a construção cor-de-rosa de janelas brancas confunde-se com as casas de campo que recebem, em férias, as famílias que curtem o clima e a badalação de Campos do Jordão. Lá dentro, entretanto, a história é outra.

A Confraria da Terra tem apenas cinco confortáveis suítes – e um tantão de terapias tão diversas quanto reiki, xamanismo, integração craniossacral e ioga massagem (técnica de massagem lenta e rítmica que movimenta o chamado "vento", líquido estagnado nas articulações do corpo). No intervalo entre uma prática e outra, olhe pela janela e se perca na névoa que cobre a casa nas manhãs de inverno. Depois, entregue-se às águas quentinhas do ofurô do spa ou da hidromassagem, na suíte master.

Avenida Manoel Augusto Esteves (antiga Francisco Romeiro), 935, Vila Capivari, (12) 3663-4646; www.confrariadaterra.com.br. **Preço:** programa de spa antiestresse: R$ 650,00 (diária, quarto duplo) e R$ 450,00 (individual). **Inclui:** pensão completa, caminhadas, atendimento xamânico e duas terapias diárias.

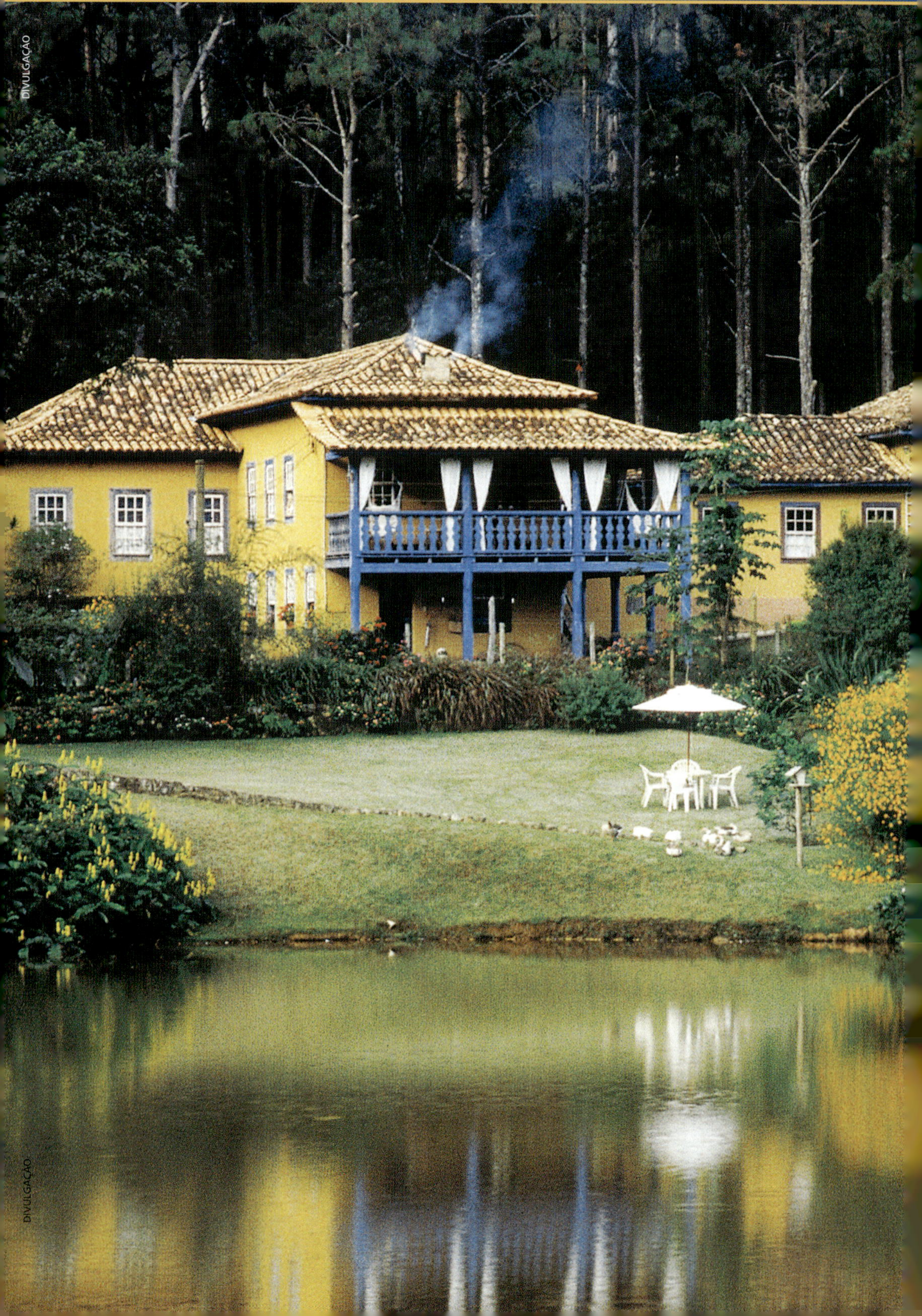
DIVULGAÇÃO

DIVULGAÇÃO

## FAZENDA SANTA MARINA
### (Cristiano Otoni, MG)

003

Sonhado e criado por quatro irmãs, o hotel tem capacidade para apenas 22 pessoas. Fica dentro de uma fazenda mineira em estilo colonial, decorada com peças de época e em pleno funcionamento, com criação de bois e cavalos manga-larga. Na serra do Espinhaço, a 1.100 m de altitude, tem tudo com gosto e cheiro de fazenda: jacarandá, ipê-roxo e quaresmeira; macaco sagüi, raposa, lebre e joão-de-barro; romã, pitanga, amora e carambola; fogão a lenha, rede, gangorra e roda em volta da fogueira.

Os rituais que acontecem no gazebo – alguns de origem xamanista/xamanística – tornam a hospedagem mais profunda. Leva toda uma manhã a vivência Objeto de Vida ou a Realização de um Sonho e um dia inteiro os exercícios de Construção e Desconstrução, que visam o autoconhecimento e a evolução pessoal. Também há curso de iniciação ao reiki, em quatro níveis, que permite a você sair dali capacitado, com diploma e tudo, a usar energia na cura do outro.

Estrada de Cristiano Otoni, km 9, (31) 9974-4203; www.fazendasantamarina.com.br. **Preço:** R$ 380,00 (quarto duplo) e R$ 280 (individual). Terapias a partir de R$ 40,00. **Inclui:** pensão completa e lazer de fazenda.

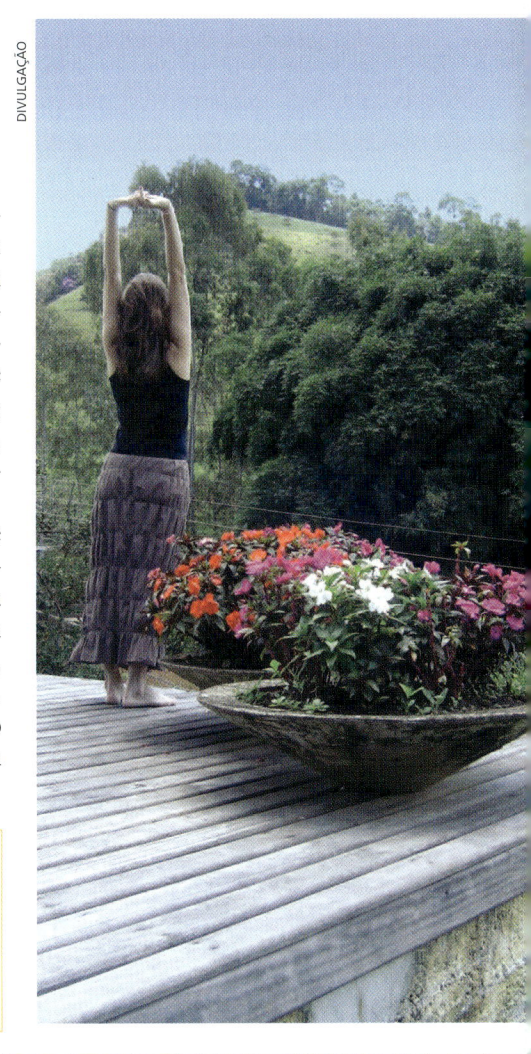

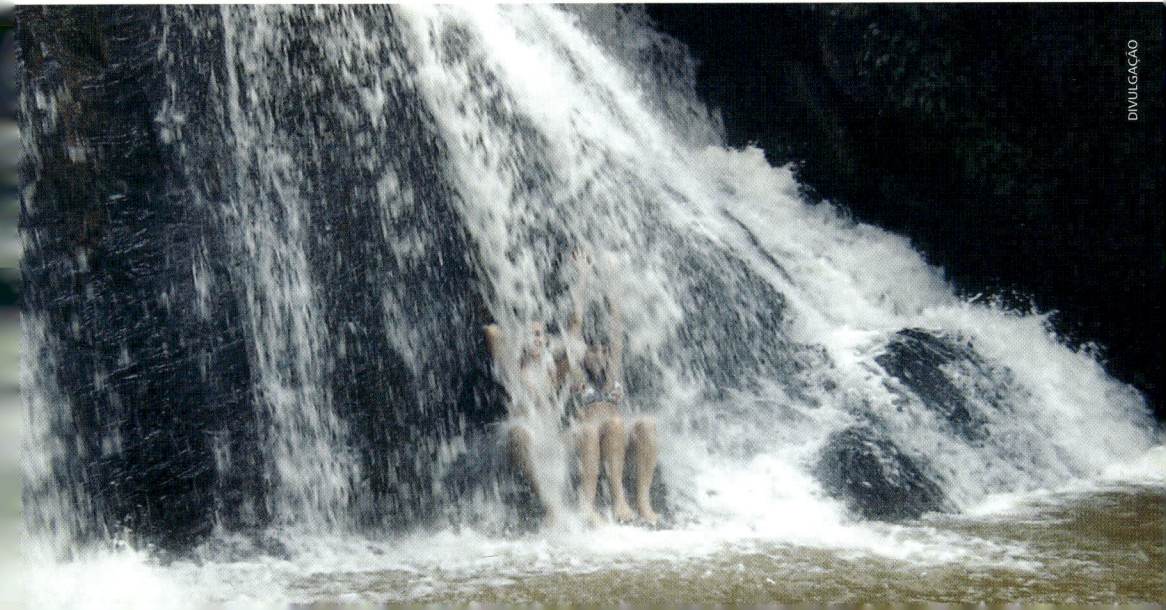

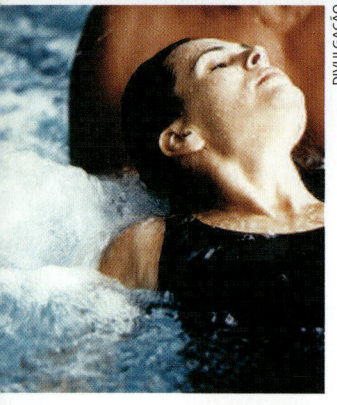

## KUROTEL
### Gramado (RS)

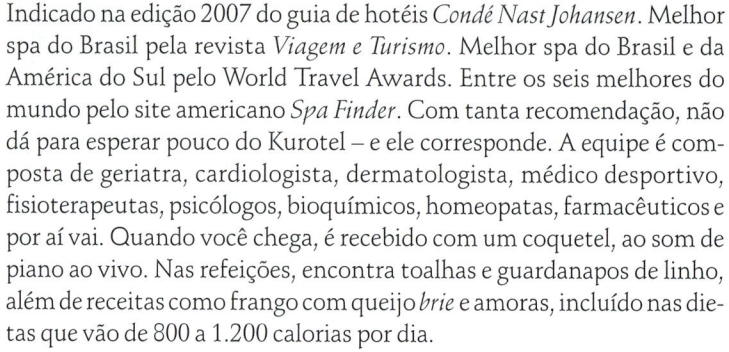

Indicado na edição 2007 do guia de hotéis *Condé Nast Johansen*. Melhor spa do Brasil pela revista *Viagem e Turismo*. Melhor spa do Brasil e da América do Sul pelo World Travel Awards. Entre os seis melhores do mundo pelo site americano *Spa Finder*. Com tanta recomendação, não dá para esperar pouco do Kurotel – e ele corresponde. A equipe é composta de geriatra, cardiologista, dermatologista, médico desportivo, fisioterapeutas, psicólogos, bioquímicos, homeopatas, farmacêuticos e por aí vai. Quando você chega, é recebido com um coquetel, ao som de piano ao vivo. Nas refeições, encontra toalhas e guardanapos de linho, além de receitas como frango com queijo *brie* e amoras, incluído nas dietas que vão de 800 a 1.200 calorias por dia.

    O programa de alimentação do Kurotel adaptou técnicas desenvolvidas na Suíça, voltadas à desintoxicação e energização do organismo. O tratamento de revitalização celular foi trazido da Alemanha e visa melhorar as funções fisiológicas e a capacidade imunológica do corpo, diagnosticar o envelhecimento prematuro e o risco de doenças futuras. Também há programas específicos para quem quer abandonar o cigarro e para as mulheres que querem recuperar a antiga forma depois do parto (inclui orientações fisioterapêuticas e alimentares para o bebê, terapia na água para mãe e filho e shantala, uma massagem específica para os pequenos).

---

Rua Nações Unidas, 533, 0800-970-9800 e (54) 3295-9393; www.kurotel.com.br. **Preço:** R$ 6.443,00 (apartamento colonial, duplo, por sete dias). **Inclui:** pensão completa e entre oito a dez tratamentos e atividades diárias, determinados em consulta médica.

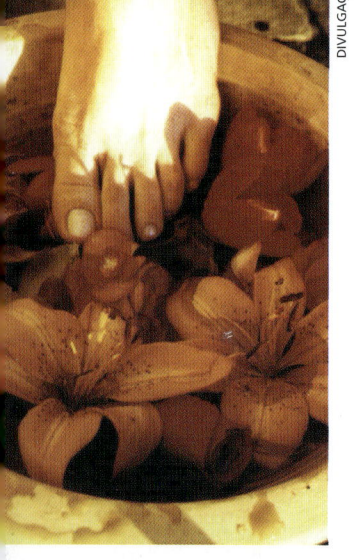

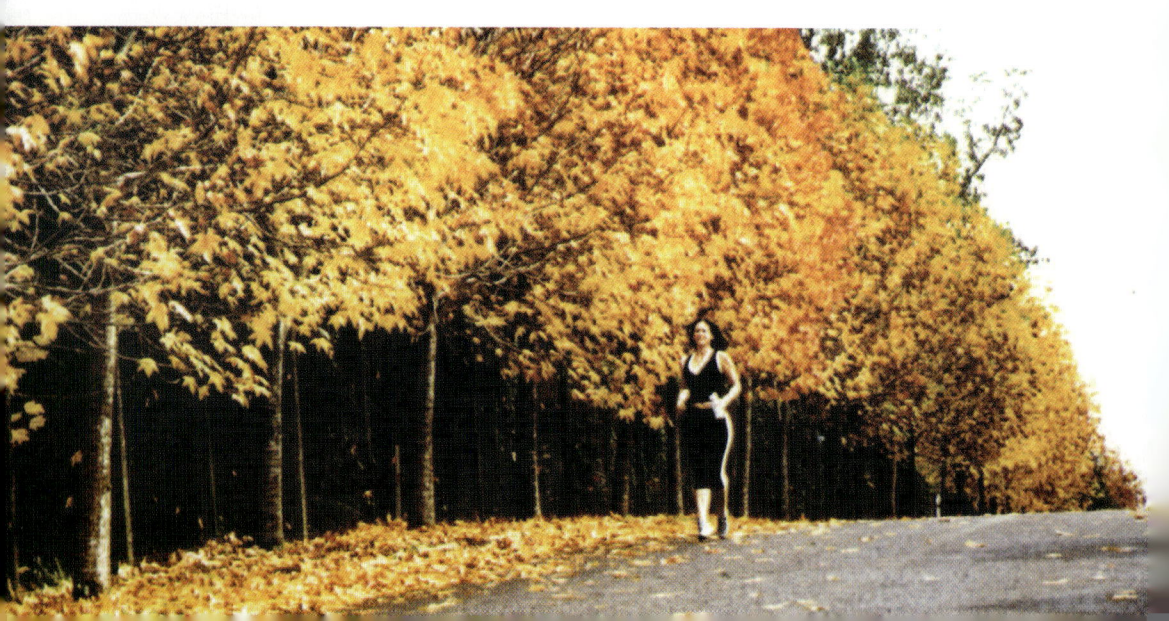

## LAPINHA CLÍNICA E SPA NATURISTA
### Lapa (PR)

Gastronomia naturista, fisioterapia, hidroterapia, fitoterapia, ordenoterapia e vivência espiritual se unem no Lapinha, fundado em 1972, para curar e prevenir vários distúrbios de saúde. A 85 km de Curitiba, uma numerosa equipe aplica a metodologia do spa, reconhecida pelo Instituto do Coração, de São Paulo, para combater os malefícios de um estilo de vida baseado em alimentação imprópria, consumo de álcool e tabaco, sedentarismo, estresse e falta de contato com a natureza.

Disciplina é a palavra de ordem. Um dos pilares do tratamento, a ordenoterapia (ou terapia do biorritmo), ensina a respeitar os ciclos da natureza e de nosso organismo: comer, dormir, acordar, cada coisa tem sua hora adequada, sempre com a intenção de restaurar o relógio biológico bagunçado pelo corre-corre da vida moderna. À ordenoterapia somam-se a Bircher-Benner e a Mayer-Kur, duas filosofias nutricionais que, associadas, regeneram, desintoxicam, emagrecem e prometem maravilhas, como diminuir a taxa de colesterol, equilibrar a pressão arterial e combater doenças gástricas, metabólicas, dermatológicas, enxaqueca e diabetes. Os alimentos usados na dieta ovolactovegetariana vêm, em grande parte, de seu próprio centro de produção orgânica e são colhidos poucas horas antes das refeições.

O uso de plantas medicinais em forma de chás, comprimidos ou cápsulas, a hidroterapia e a fisioterapia complementam o tratamento. Mas a alma também precisa de cuidados: há preces, encontros de reflexão bíblica e semanas temáticas sobre mulher, relacionamento familiar, combate ao estresse e até mesmo teatro.

Fazenda Margarida, estrada Lapa/Rio Negro, km 16, 0800-643-1090; www.lapinha.com.br. **Preço:** R$ 1.282,00 (quatro noites no pacote econômico, por pessoa, em apartamento duplo) e R$ 1.472,00 (individual). **Inclui:** pensão completa, consultas médicas, exames laboratoriais, atividades físicas, oficina da coluna, aulas de artesanato e culinária, sauna e palestras.

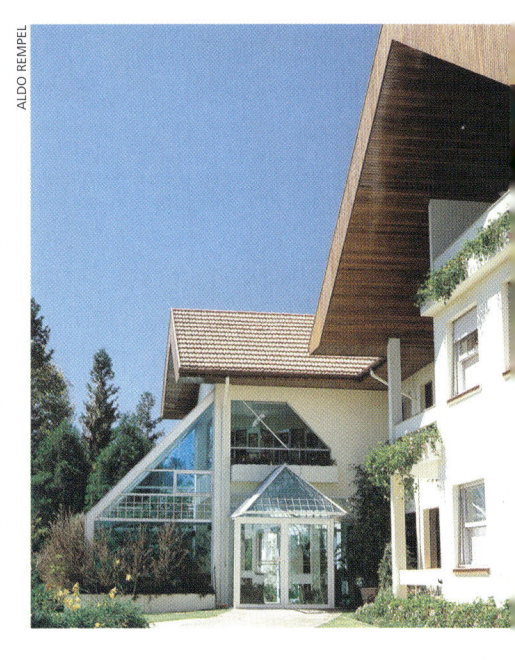

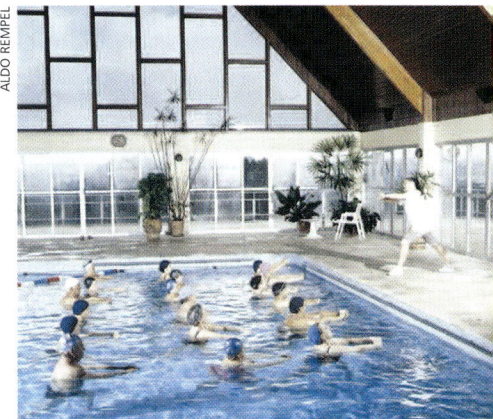

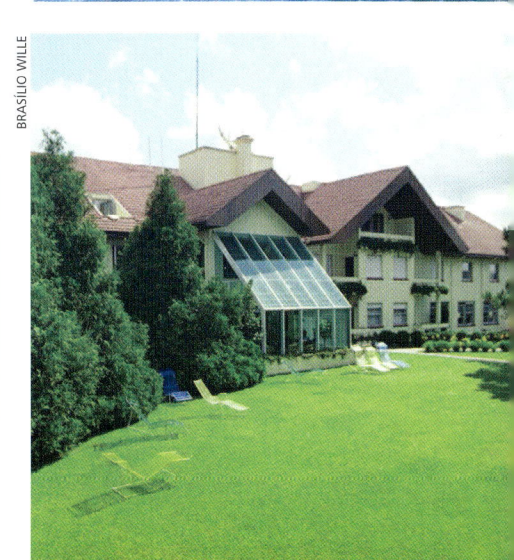

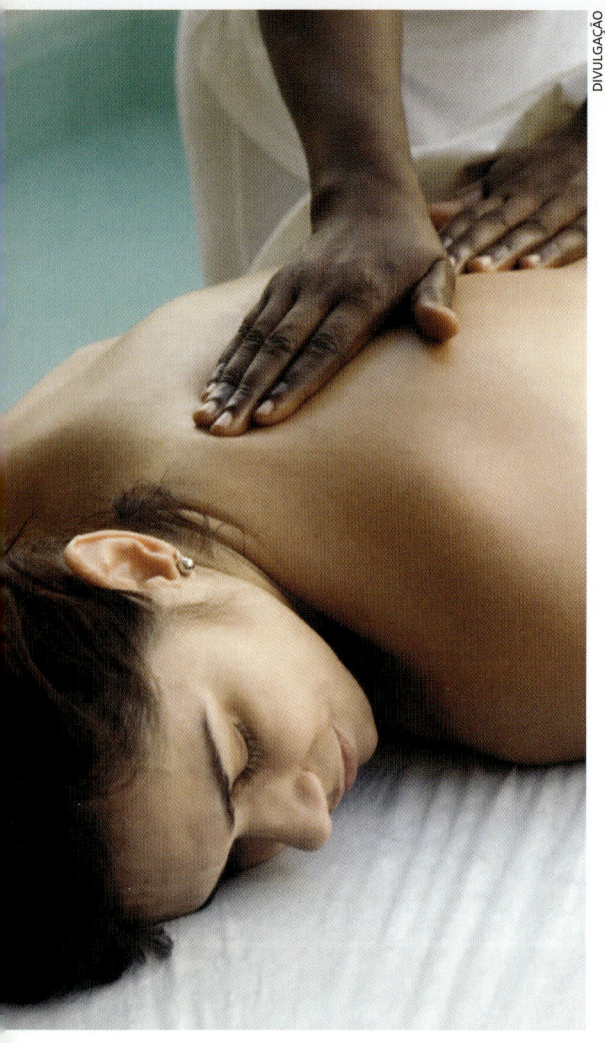

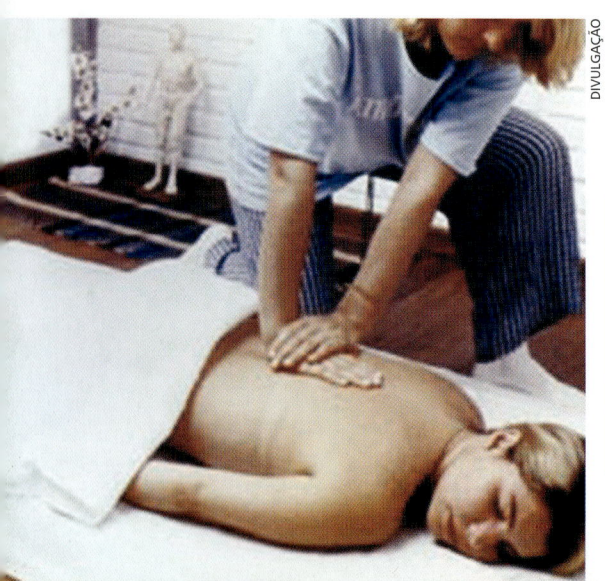

## MARIA BONITA
**(Nova Friburgo, RJ)**

Construída com varas finas, em formato circular, a Tenda do Suor é cenário de um dos mais diferentes rituais do Maria Bonita – e olha que psicopictografia, irisdiagnose e retrato risotérico fazem parte do menu de tratamentos. No calor mantido por mantas, dentro da tenda, agem quatro ervas: sálvia (purifica energias negativas), tabaco (abençoa a terra), *sweet grass* (aproxima com seres divinos) e cedro (purifica e prepara a atmosfera para a atuação de espíritos). Espíritos? Seres divinos? Sim. Eles são invocados por essa ancestral cerimônia xamânica para tratar de problemas tão diversos quanto perna quebrada, desemprego e alcoolismo, sempre usando a limpeza dos chacras para alcançar a cura.

Também trata de limpeza o tratamento proposto por esse spa localizado a 1.200 m de altitude, no friozinho de Nova Friburgo. O higienismo, criado por médicos americanos, é uma linha de nutrição naturista que busca desintoxicar o corpo e livrá-lo dos resíduos químicos de alimentos industrializados. Trocando em miúdos: nada de sal, açúcar, gordura, cafeína, pão ou, claro, alimentos que venham em latas e caixinhas. Em lugar disso, muitos sucos naturais, frutas e verduras cruas. Além da água, que vem de cinco fontes naturais, a comida vem de uma horta e de um galinheiro orgânicos.

Os quartos têm mais rusticidade do que luxo – mas você não vai querer passar muito tempo dentro deles quando tem equitação terapêutica, arvorismo, tirolesa, rapel, escalada em parede e montanhismo para se divertir.

Rodovia Teresópolis-Friburgo, km 56, (21) 2513-4050; www.spamariabonita.com.br. **Preço:** a partir de R$ 1.440,00 (uma semana, por pessoa, em quarto duplo) e R$ 2.100,00 (individual). **Inclui:** avaliação física e nutricional, pensão completa, atividades físicas orientadas e de lazer, meditação, palestras, vivências e dicas de culinária higienista.

**HOTÉIS NO CAMPO** 17

## OÁSIS
### (Gravatá, PE)

Chalés em estilo alpino, 400 m de altitude, aquele friozinho que pede um *fondue*... e tudo isso em Gravatá, a chamada "Suíça pernambucana", a 45 minutos de Recife. É onde funciona o spa Oásis, que, seguindo a mentalidade auto-sustentável, produz adubo orgânico e usa papel reciclado. Por seus 30 mil m$^2$ espalham-se árvores, jardins, pista de *cooper*, pontos para meditação, sauna e 14 quartos em chalés avarandados.

Há programas de desintoxicação, relaxamento e emagrecimento. No Vida, para antienvelhecimento e prevenção contra doenças degenerativas, um *check-up* levanta a situação metabólica e hormonal, estuda os biomarcadores (indicadores de mudanças críticas em funções do corpo), verifica percentual de gordura, nível de estresse e possíveis carências de minerais, vitaminas, omega-3 e fibras. Só então é montado um programa individual de exercícios, terapias antioxidantes e hormonais.

A comida, é claro, entra no jogo, com o uso de alimentos orgânicos e funcionais. E nada de chuchu com água à mesa! Em uma refeição, a entrada pode ser *velouté* de legumes; o almoço, salmão grelhado com vagens e arroz selvagem; e a sobremesa, *strudel* de maçã com sorvete. A produção de queijos e pães é caseira, assim como o cultivo de ervas usadas em terapias e sabonetes artesanais.

Rua Valdemar de Oliveira, s/n, 0800-709-0380 e (81) 3533-3922; www.spaoasis.com.br. **Preço:** de segunda a sexta, cinco diárias a R$ 1.025,00 por pessoa em apartamento duplo e R$ 1.285,00 no individual. **Inclui:** avaliação do percentual de gordura, atividades físicas, pensão completa e uma massagem.

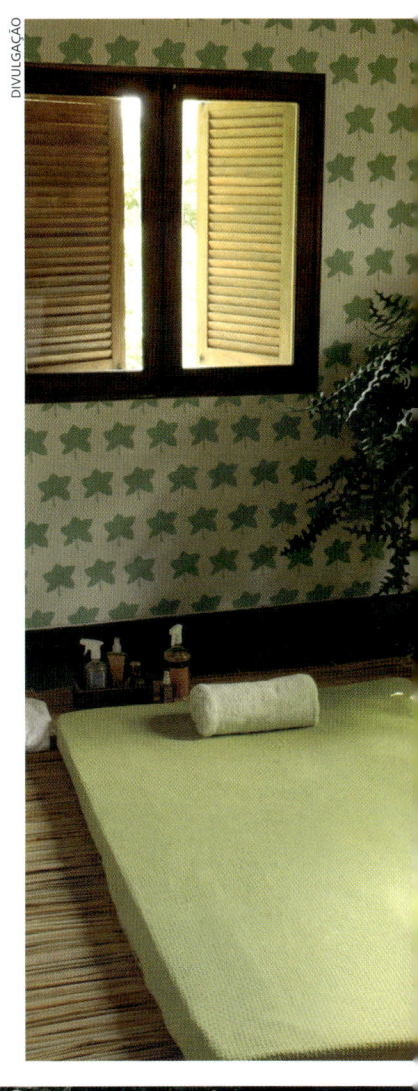

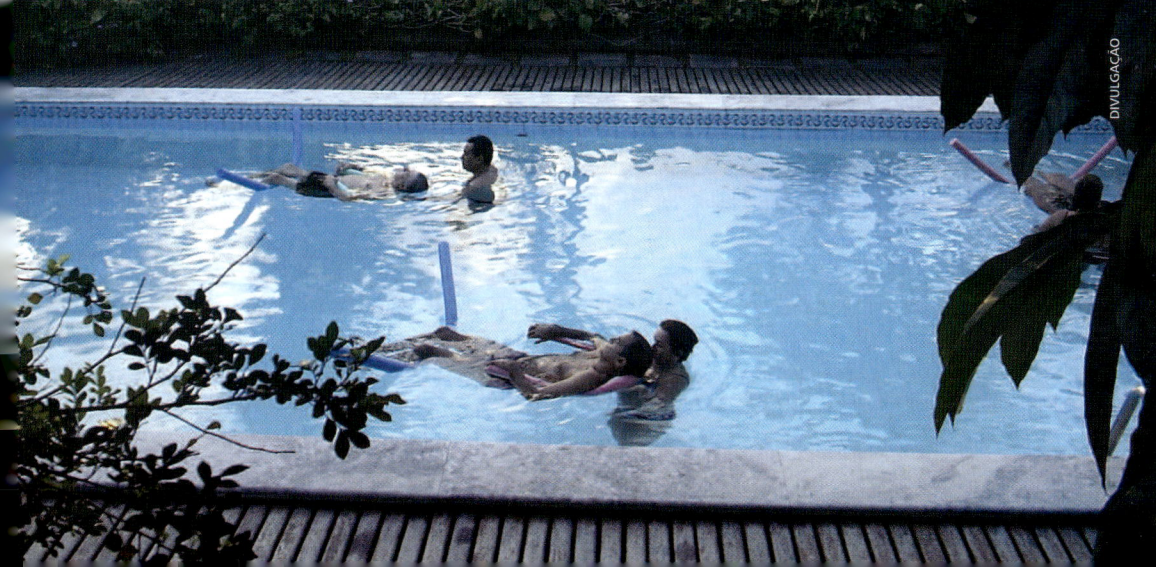

## 009 PONTO DE LUZ
**(Joanópolis, SP)**

A partir de Joanópolis, a 140 km de São Paulo, você pega uma estradinha de terra sacolejante e, enquanto segue confusas plaquinhas indicativas de madeira, nota que o sinal do celular vai caindo, até acabar de vez. Pronto: você chegou ao Ponto de Luz, onde o isolamento é total. Nesse auto-intitulado hotel holístico, nenhum dos 18 quartos tem telefone ou televisão – basta a varanda com vista para as montanhas, de onde dá para ouvir o correr do rio que passa lá embaixo. É o suficiente para relaxar e meditar, como propõe o lugar.

Para isso contribuem a sala de meditação, o templo devocional, um labirinto ao ar livre e um bosque com cachoeiras, onde dá para se banhar no verão. A cozinha natural dispensa a carne vermelha e usa legumes, verduras e temperos cultivados sem agrotóxicos em horta própria. Além de dar sabor aos alimentos, as ervas são usadas nos sucos clorofilados, para ajudar no processo digestivo, em aulas sobre plantas medicinais (há também oficinas de panificação e jardinagem), e nos banhos de ervas, aquele popular ritual de origem africana que combina água e ervas para livrar o corpo de "energias ruins".

Os outros tratamentos seguem essa mesma linha: leitura de tarô e de lilah, um oráculo de origem hindu, leitura energética dos chacras com fins de autoconhecimento e harmonização. Curiosidade: a cromoterapia é aplicada com uma *beamer light pen*, misto de caneta e lanterna que projeta luz em ampolas com óleos, cristais, essências e, de novo elas, ervas.

Isso tudo acontece no dia-a-dia, mas há datas místicas especiais. Em 25 de julho celebra-se o-dia-fora-do-tempo, o 365º dia do calendário de treze luas dos maias, considerado início de um novo ciclo. E, perto do Dia das Mães, acontece a Lua de Wesak, ou Festival de Iluminação do Buda.

Estrada Sertãozinho, s/n, (11) 4539-9382; www.hotelpontodeluz.com.br. **Preço:** R$ 240,00 (diária individual) e R$ 320,00 (luxo, para duas pessoas). Terapias de R$ 74,00 a R$ 165,00. Há pacotes fechados desde duas diárias, a R$ 780,00 o quarto individual e R$ 1.260,00 o duplo. **Inclui:** na diária, pensão completa, caminhadas, aulas de alongamento, relaxamento, ioga e meditação. No pacote, mais duas massagens, um banho de ofurô, dois banhos de ervas e quatro sucos clorofilados.

HOTÉIS NO CAMPO

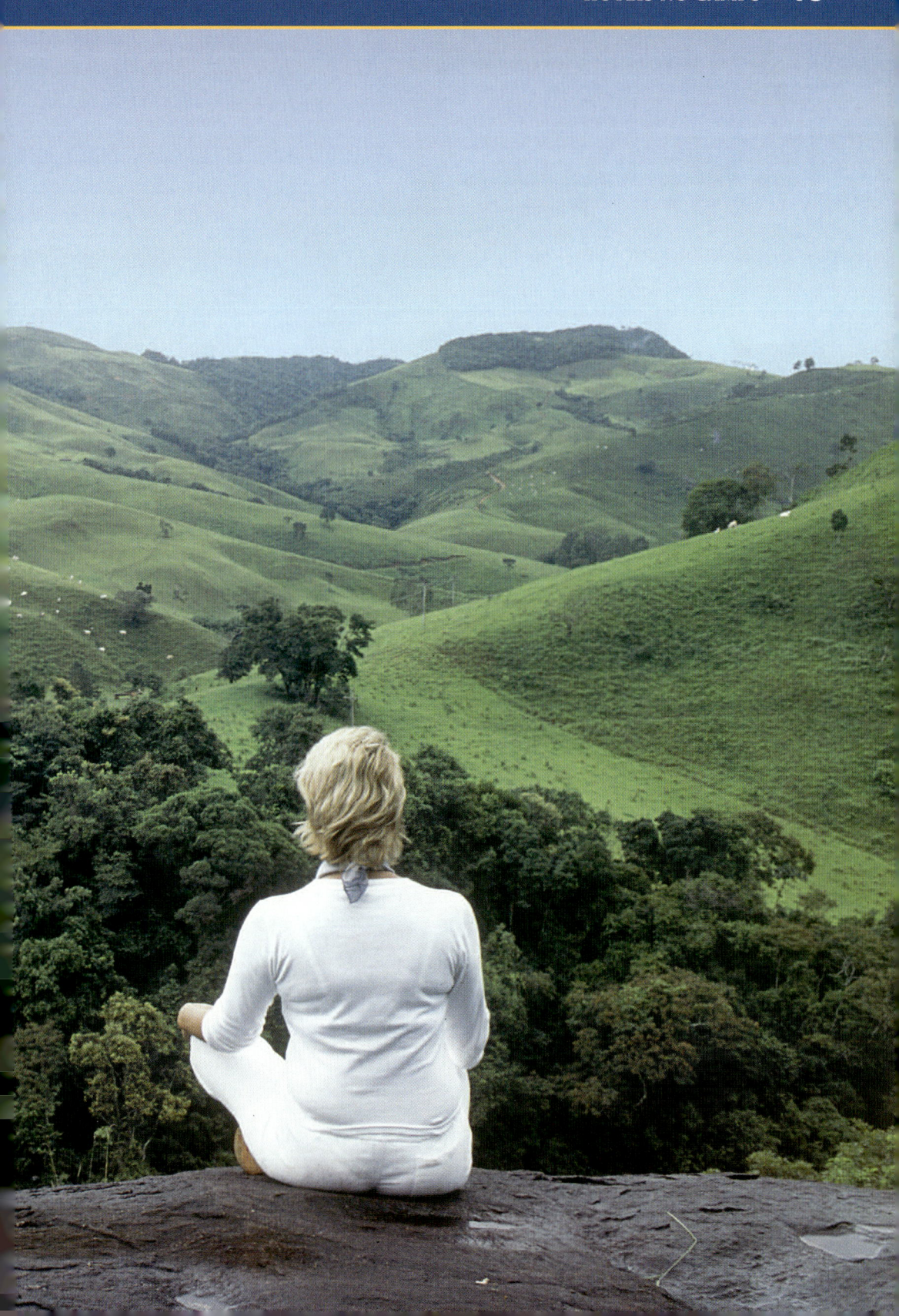

## POUSADA 4 LUAS
### (Atibaia, SP)

010

Tudo aqui faz lembrar que a pousada fica numa reserva natural particular: trilhas pela mata e pela área de reflorestamento, o passeio dos esquilos, macacos e preás. Afora a hidro ao ar livre, instalada numa gruta, a piscina junto à cascata e a sauna a lenha com vista para o lago. Os outros ambientes também estão integrados à área verde: chalés com varanda, bangalô com hidro no deque e restaurante envidraçado – um dos cardápios segue a linha higienista, para tratamento de desintoxicação.

No Espaço Vital, lareira e tatames criam um ambiente elegante para as terapias, a meditação e o alongamento. Entre os tratamentos está a quiropraxia, que trabalha o alinhamento das articulações do corpo – em outras palavras, põe os ossos no lugar. Também há massagem relaxante holística, com aplicação de reiki, e moxibustão, que estimula os pontos da acupuntura não com agulhas, mas com aquecimento.

Rodovia Fernão Dias, km 52, Bairro do Portão, (11) 4415-1187; www.pousada4luas.com.br. **Preço:** a partir de R$ 180,00 (quarto duplo) e R$ 162,00 (individual). No spa, pacotes desde R$ 320,00, com quatro tratamentos. **Inclui:** *brunch* e equipamentos esportivos.

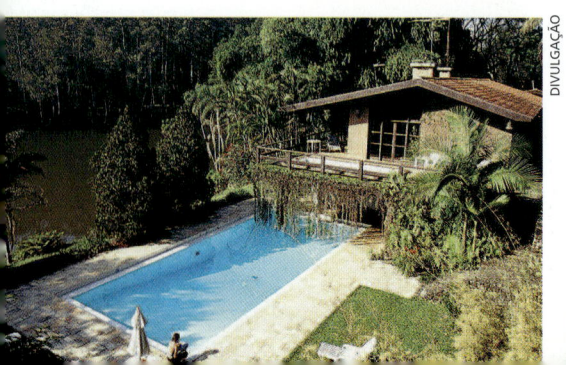

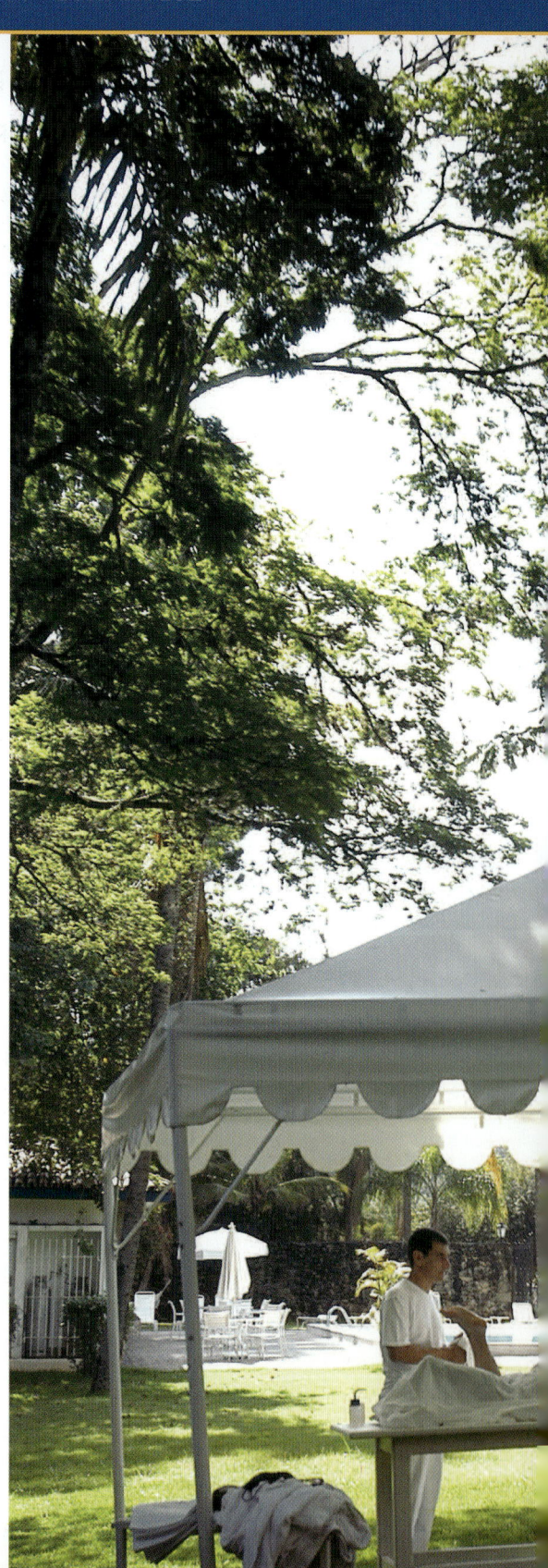

**HOTÉIS NO CAMPO** 21

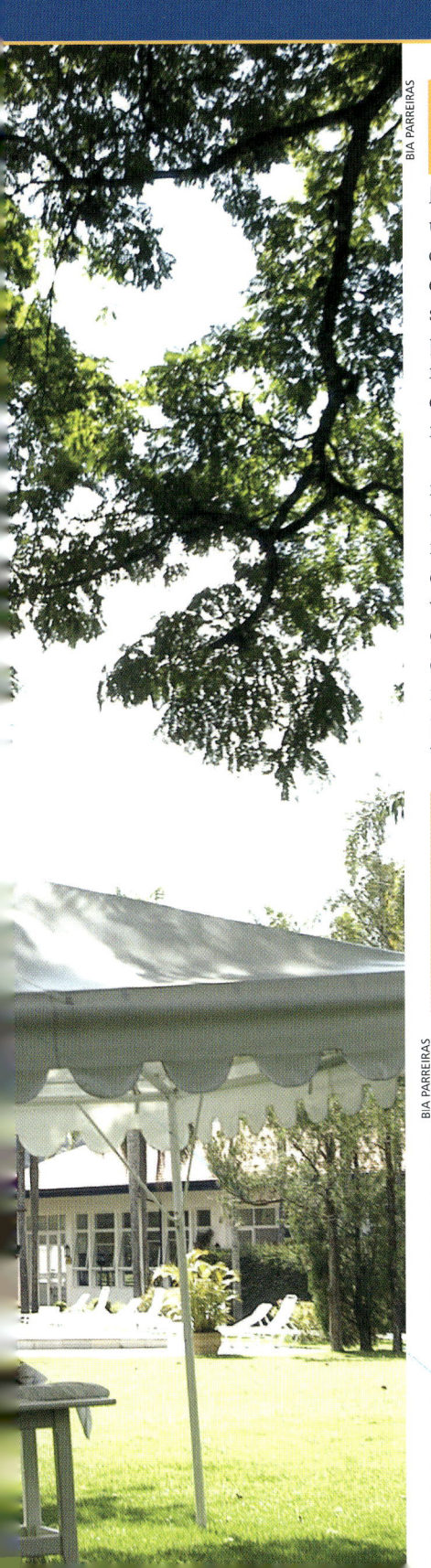

## SANT'ANNA
### (Amparo, SP)

011

Numa antiga fazenda de café ficam os 42 quartos, cada um deles decorado de um jeito – todos, porém, têm em comum um tapetinho que cheira a lavanda, mobília em estilo colonial, cama espaçosa, banheiro amplo e suaves roupas de cama e banho, além da vista bonita para um pedacinho do terreno arborizado. Dos canteiros de rosas que decoram as salas de estética ao sorriso dos funcionários, o Sant'Anna é cuidado assim, nos menores detalhes.

Já seria bom ficar ali, em meio ao bosque de pinheiros, jabuticabeiras, lago e um ninhal de garças. Mas o principal são os 2 mil $m^2$ de serviços de spa, com piscinas aquecidas, quadras de tênis e poliesportiva, ofurô, duchas escocesa e circular, saunas seca e úmida. Se você está pensando em emagrecer ou desintoxicar o corpo, pode optar pelas dietas de 500, 800 ou 1.000 calorias, com pratos caprichados, como o linguado ao molho de ervas. Mas o clima de fazenda da avó chique pede mais é uma bela colherada do doce de leite, servido em bufê, para um descanso com sabor de infância.

Bairro Córrego Vermelho, acesso pela praça Virgílio de Araújo, km 6 (3 km de terra), 0800-707-7050 e (19) 3808-7500; www.hotelsantanna.com.br. **Preço:** R$ 464,00 (diária individual) e R$ 548,00 (luxo, para duas pessoas). Terapias de R$ 95,00 a R$ 150,00. **Inclui:** pensão completa e atividades físicas monitoradas.

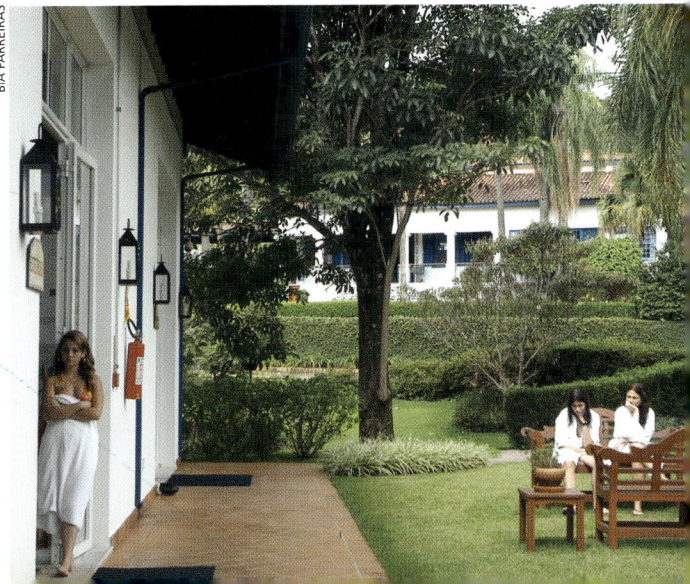

## 012 SERRANO
### (Gramado, RS)

Aqui tem chocolate – mas não é para comer, e sim para envolver seu corpo num tratamento hidratante do spa Vitalita, que funciona dentro do hotel Serrano. É ótimo para quem gosta de terapias diferentes, como o Envolvimento Corporal: água do mar, algas e extratos de polvo (sim, o bicho com ventosas!) para ajudar a relaxar e eliminar gorduras e toxinas. Entre os 272 apartamentos, alguns adaptados para alérgicos e deficientes físicos, a dica são os quartos do sótão, que acompanham o formato do telhado.

Avenida das Hortênsias, 1.480, Centro, (54) 3295-8000 e (11) 3016-4601; www.hotelserrano.com.br. **Preço:** R$ 355,00 (diária luxo individual) e R$ 400,00 (duplo). Terapias de R$ 25,00 a R$ 150,00. **Inclui:** café-da-manhã.

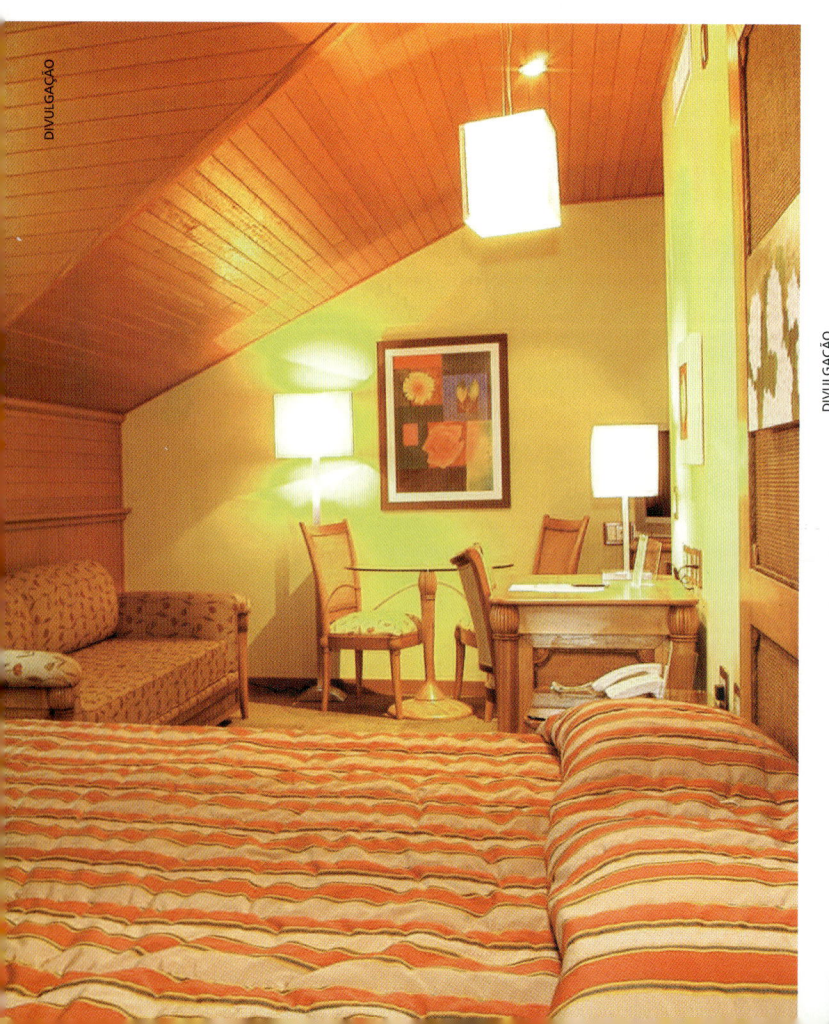

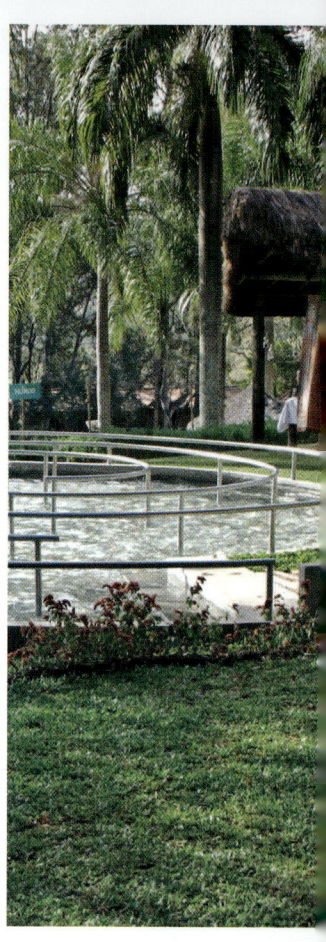

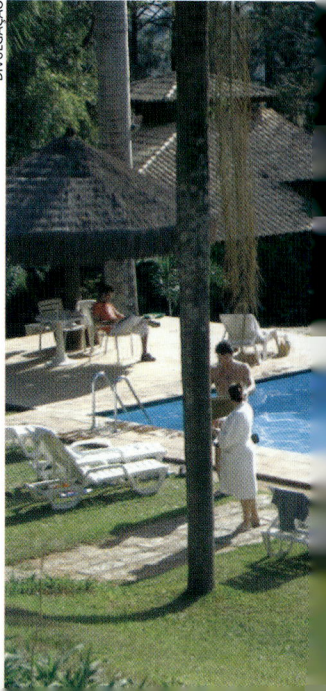

HOTÉIS NO CAMPO  23

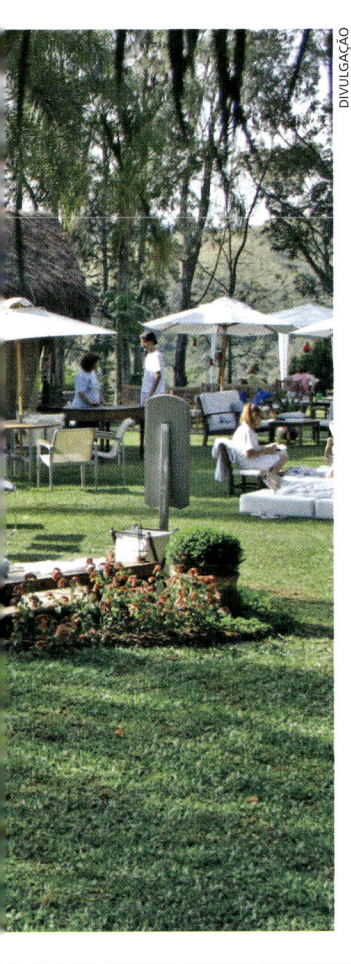

## SETE VOLTAS
**(Itatiba, SP)**

Araras, cacatuas, mata fechada, flores no jardim e na decoração, muitas cores e um quê de hotel de selva. A decoração do Sete Voltas, um dos mais famosos spas do país, é assim mesmo: rústica e chique ao mesmo tempo. Fica pertinho de São Paulo, a 90 km, mas ainda assim tem heliporto, para que as celebridades que a-doram perder gordurinhas nem precisem pegar a estrada. O clima é de badalação, para fazer regime sem muito estresse. Não há marcação cerrada, e todo mundo dá suas fugidinhas para o *american bar*, que serve sucos, gelatinas e outros lanchinhos – *light*, claro. O cardápio caprichado, de culinária francesa e japonesa, não deixa a saudade do Big Mac bater. Então, neurose para quê?

A pedida é aproveitar tudo o que os 70 mil m² de verde oferecem: natação e hidroginástica nas piscinas aquecidas, massagens no gazebo, sauna e ducha escocesa, jogos de tênis, vôlei e futebol, academia com aulas de dança, pilates, *body jump*, equitação, pólo, picadeiro... E também relaxar e se reenergizar na Mandala de Cura, um espelho d'água de 12 metros de diâmetro com piso forrado de seixos, para caminhar massageando os pés.

Rodovia das Estâncias, km 93, (11) 4534-7800; www.setevoltas.com.br. **Preço:** R$ 609,00 (quarto individual) e R$ 724,00 (duplo). **Inclui:** pensão completa, exames de bioimpedância, ducha escocesa e programação esportiva.

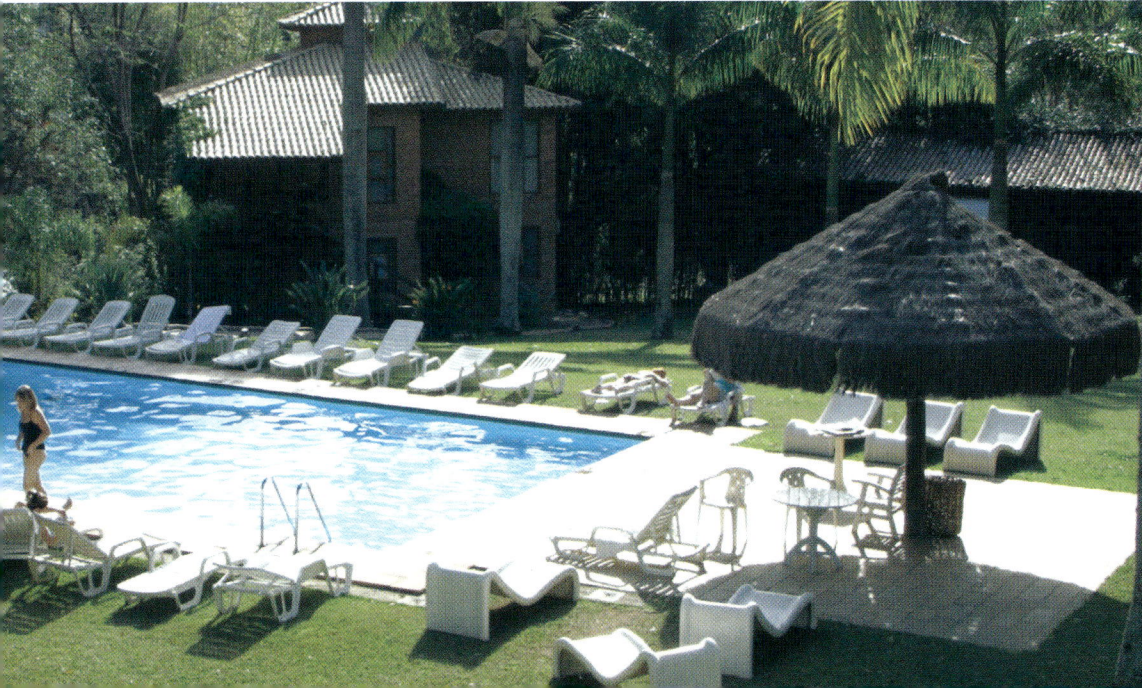

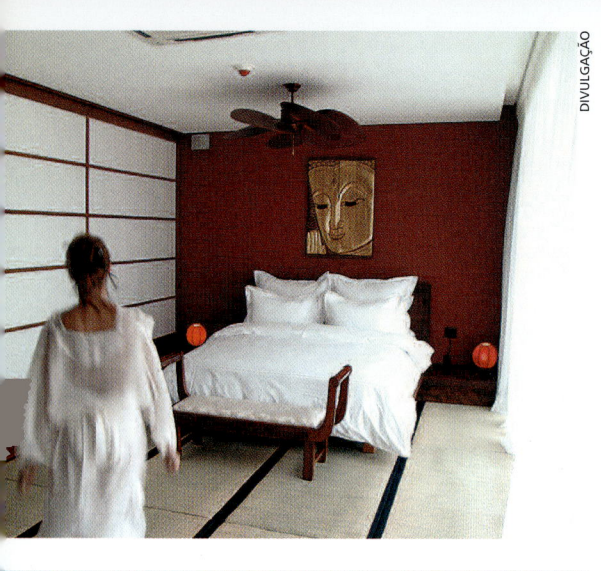

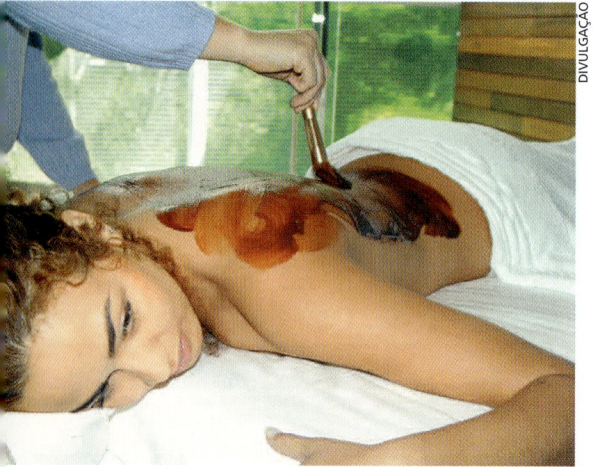

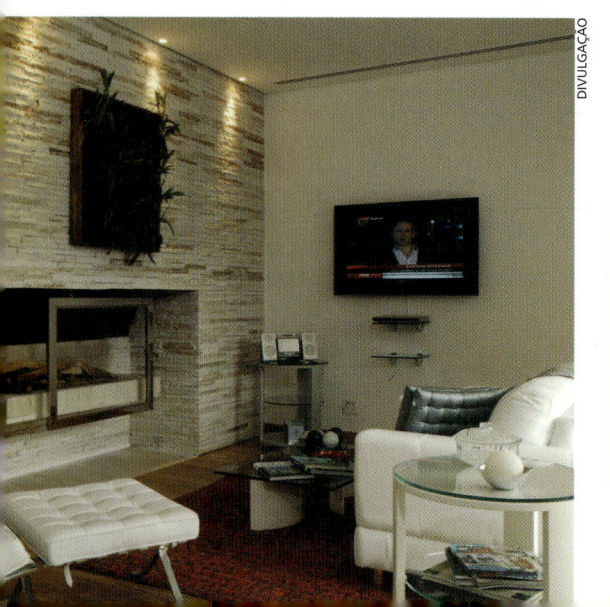

## UNIQUE GARDEN
**(Mairiporã, SP)**

Inaugurado em março de 2005 no Parque Estadual da Cantareira, pertinho de São Paulo, o Unique Garden é o spa de luxo dos mesmos donos do modernoso hotel Unique, na capital. De luxo e de mimos: produtos da L'Occitane no banho, lareira no quarto, seis travesseiros numa cama com buquê de lavanda... Também é de lavanda o vapor esguichado para refrescar o calor lá de fora, onde estão os quiosques de massagem decorados com peças da Índia, Tailândia e Indonésia, o campo de golfe com nove buracos, dois heliportos e, para quem se cansar de andar pelos 300 mil m² de verde, os carrinhos elétricos.

O arquiteto Ruy Ohtake assina 10 dos 25 chalés de estilo futurista e decoração *clean*. Nada de luz branca: o lilás ou o verde deixam o quarto mais aconchegante. A saudável cozinha mediterrânea, com ênfase em azeite, grãos, frutas, legumes e verduras, é conduzida pelo chef francês Michel Darqué, que já serviu à realeza de Mônaco. Quase tudo é produzido no spa, em estufas e hortas orgânicas que dividem o espaço com o cultivo de plantas e com animais silvestres como araras, tucanos, cervos e esquilos. Dê uma olhada, também, no laboratório de cremes e óleos essenciais usados nas terapias.

A lista de tratamentos para relaxamento e beleza é quase interminável: massagem a seis mãos com pedras semipreciosas, banho de flutuação que simula a concentração de sal do mar Morto, massagem feita com almofadas de ervas frescas embebidas em óleo aquecido, máscara facial de caviar... Coisa de gente fina.

---

Estrada Laramara, 3.500, acesso pela rodovia Fernão Dias, km 53, (11) 4486-8700; www.uniquegarden.com.br. **Preço:** R$ 858,00 (diária simples, na Vila Mediterrânea) e R$ 1.108,00 (duplo). Pacote de revitalização e harmonização no spa, com 11 tratamentos, R$ 2.610,00. **Inclui:** meia pensão, ritual de boas-vindas e atividades físicas.

## 015 VIKTORIA GARTEN
**(Itapecerica da Serra, SP)**

A apenas 37 km de São Paulo, tem piscina de água mineral e quartos com porta de vidro que dão para um lindo jardim. Autodenominado "espaço de revitalização biológica", baseia-se em três pilares: filosofia aiurvédica, medicina ortomolecular e reeducação alimentar. A dieta reflete técnicas européias de desintoxicação: tem entre 1.200 e 1.500 calorias diárias, é ovolactovegetariana e preparada com verduras e ervas de cultivo próprio, além de pães feitos na hora com grãos moídos na cozinha.

A tudo isso associam-se as delícias de um spa. Na unterwassermassagem [massagem debaixo d'água], dores musculares são combatidas com um poderoso esguicho de água. A medicina chinesa contribui com fitoterapia e acupuntura terapêutica e estética. Há ioga específica para gestantes e massagem para os nervos. Entre as terapias, o método Rolf de correção postural pretende não só melhorar a flexibilidade e a capacidade respiratória – a intenção é, também, libertar a memória dos padrões de postura causados pelo estresse. Tudo no mais legítimo *mens sana in corpore sano*.

> Estrada Benedito Pereira de Borba, 1.340, (11) 4147-1467; www.viktoriagarten.com.br. **Preço:** o final de semana "antiestress e desintoxicação" custa R$ 1.055,00 por pessoa em apartamento duplo. **Inclui:** pensão completa, atividade física e nove tratamentos.

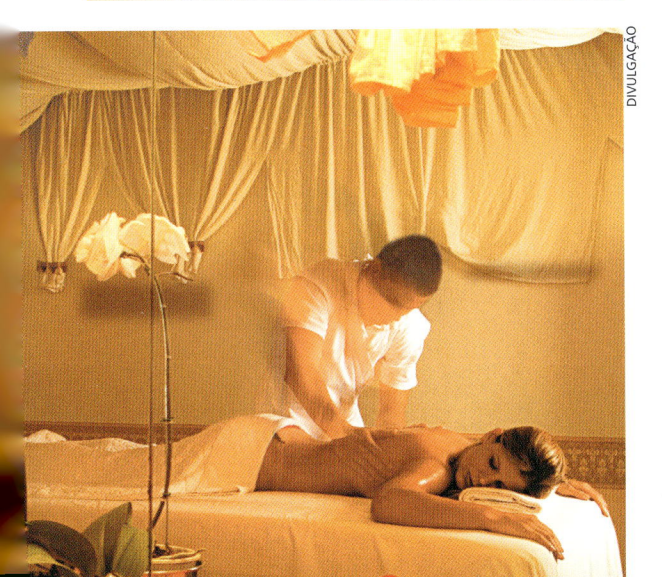

## 016 VRINDÁVANA
**(Teresópolis, RJ)**

"Da mesma forma que a água limpa o corpo de impurezas que se acumulam, pode remover resíduos de ressentimentos registrados em nosso corpo mais sutil." Baseia-se nessa crença o principal trabalho do Vrindávana: a limpeza da aura. Ao som de mantras e sob uma chuva de pétalas, você se senta sob uma queda-d'água – que tem um cristal de quartzo rosa no topo – enquanto um sacerdote hindu conduz a cerimônia.

Antes da limpeza há uma caminhada pela Reserva Florestal do Jacarandá, e o nome de seu ponto de partida diz muito sobre o espírito alternativo do lugar: Jardim das Fadinhas. Alimentação ovolactovegetariana, aulas de ioga, leituras de tarô, I-Ching e chalés avarandados batizados com nomes de divindades hindus (Krishna, Sidarta, Vishnu) tornam sua data de fundação quase óbvia: o fim dos anos 1970, auge da contracultura. Menos óbvia é a origem de seu fundador, um brâmane estudioso da filosofia aiurvédica que alcançou o elevado título de Sriman Satru Koti Vinasana... depois de viver tempos de playboy namorador na boêmia Copacabana.

> Estrada Teresópolis-Friburgo, km 6,5, (21) 2644-7362; www.vraja.com.br. **Preço:** R$ 150,00 (diária individual) e R$ 180,00 (dupla). Terapias de R$ 50,00 a R$ 80,00. **Inclui:** pensão completa e programação holística (caminhadas, limpeza da aura e cerimônias no templo hindu).

# MASSAGENS

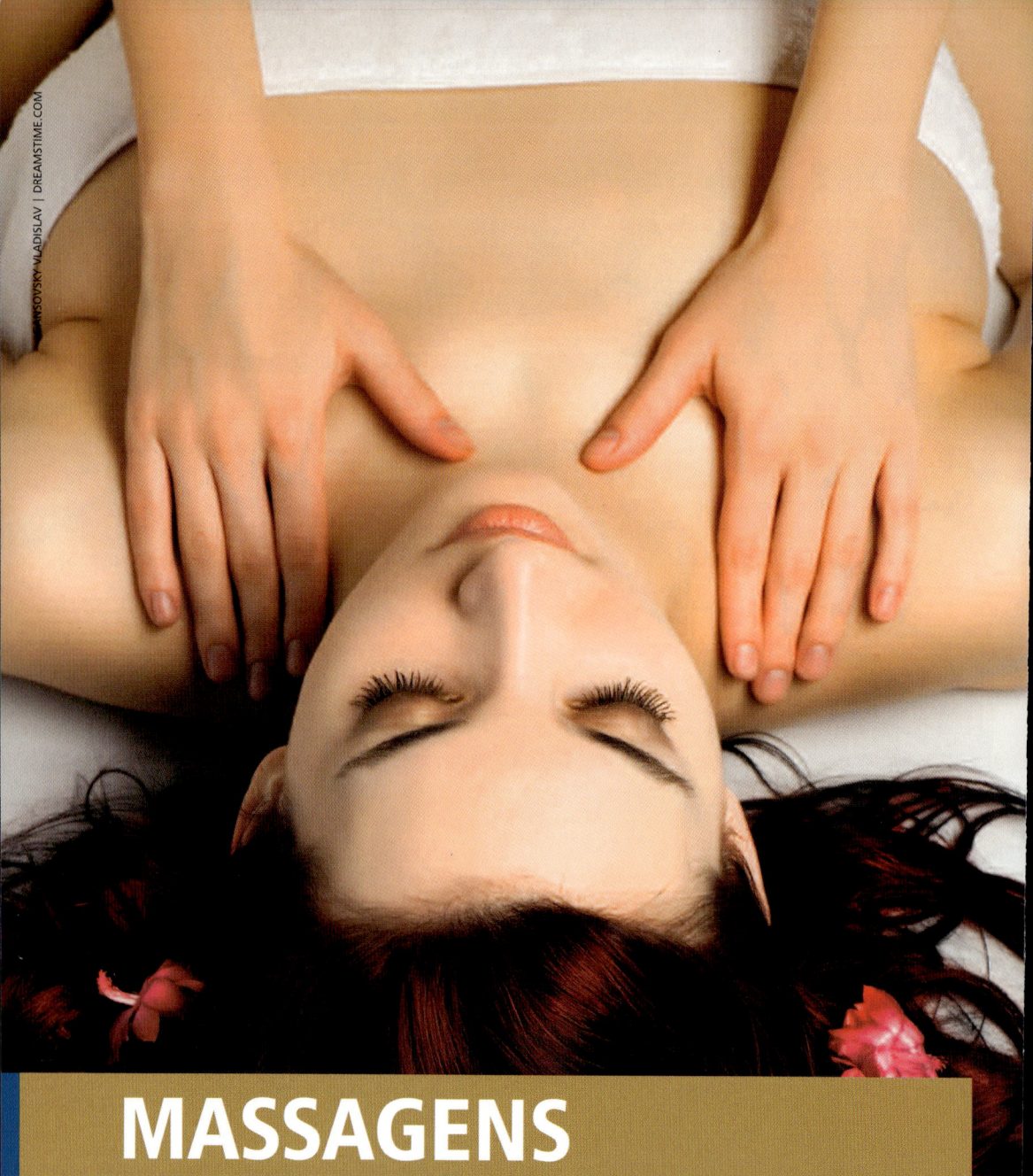

No dia-a-dia, visão, audição, olfato e paladar são sentidos constantemente estimulados: a cada conversa, com o cheirinho da pipoca no cinema, dirigindo, jantando. Mas quase ninguém presta atenção ao tato, relegado à mera funcionalidade das teclas de computador, do aperto de mãos ou da louça a lavar. A massagem desperta. Apertando, deslizando, torcendo a pele, estimulando e aliviando os músculos, feita com mãos, pés e cotovelos. Envoltos em óleo, nos entregamos a um processo de autoconhecimento do próprio corpo, das possibilidades e dos limites que, mesmo na mais tradicional das massagens, mexe com a energia e alcança muito mais que a pele, os ossos, os tendões e os músculos.

## ABHYANGA

Dois terapeutas trabalham em sincronia nessa massagem de origem indiana. Depois de preparar o corpo com óleo fitoterápico em temperatura morna, as quatro mãos trabalham com movimentos leves, sem pressionar a pele. Com a função de equilibrar os dois hemisférios do cérebro, a *abhyanga* relaxa, combate o estresse e elimina toxinas.

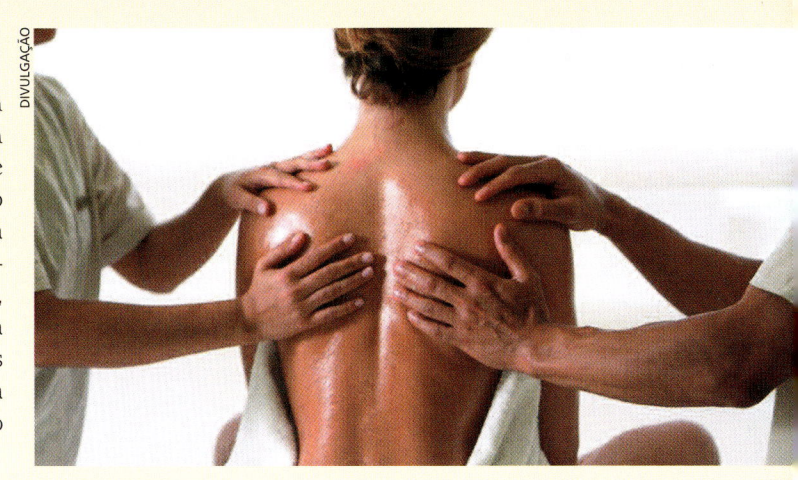

## AIURVÉDICA

*Ayus* é vida; *veda*, ciência. Mais do que uma massagem para relaxar músculos e mente, a aiurvédica – criada na Índia há milhares de anos – insere-se numa concepção mais abrangente de saúde, que inclui meditação, dietas e remédios de ervas. Esse sistema terapêutico tem uma visão integrativa que se destina à cura do ser como um todo, sendo de grande ajuda no tratamento de doenças psicossomáticas. Vigorosa, estimulante e por vezes dolorida, é feita no chão e consiste em movimentos de fricção e amassamento com mãos e pés, além de manobras sobre as articulações e técnicas de alongamento. Ao trabalhar na linha dos meridianos da acupuntura, ela realinha os chacras, fortalece o funcionamento dos órgãos e estimula a resistência natural às doenças. Também melhora a flexibilidade, ativa a circulação sanguínea e elimina toxinas e pontos de tensão, sempre com o uso de óleos aromáticos.

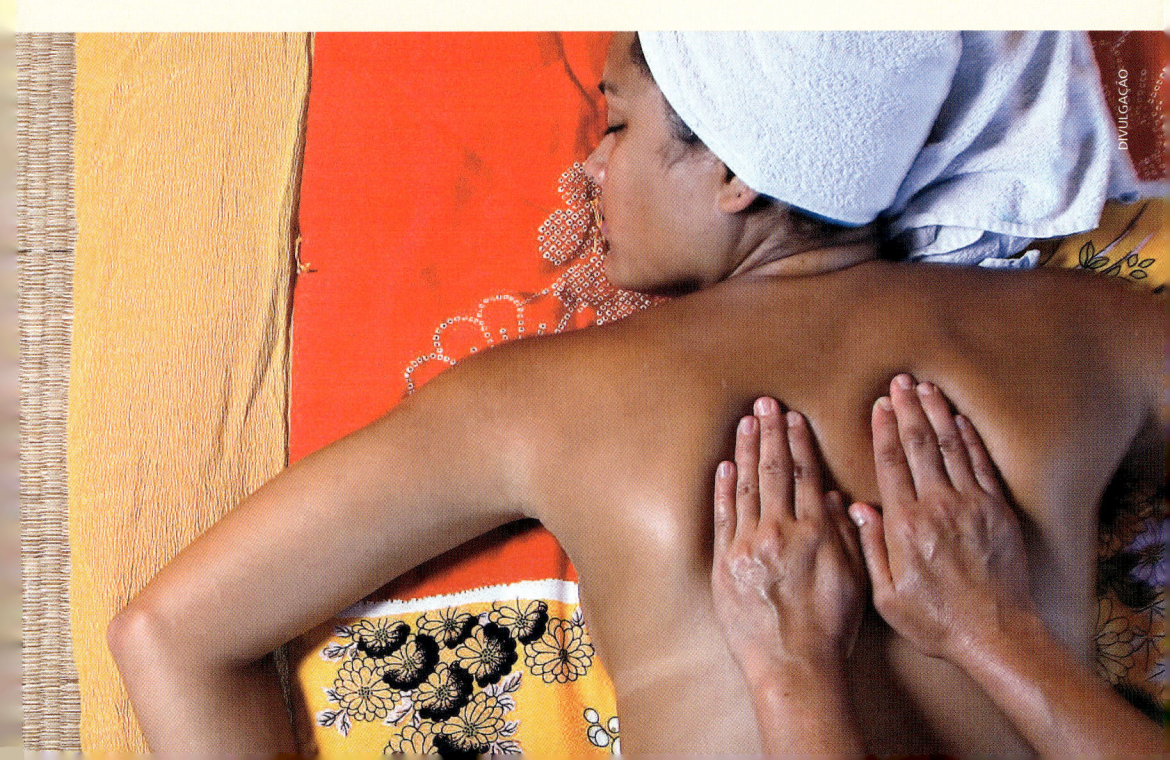

## 019 DRENAGEM LINFÁTICA

Contribui com a nutrição celular e desintoxica o organismo, reduzindo de forma eficaz o inchaço e a retenção de líquidos. É indicada em casos de tensão pré-menstrual, sensação de pernas cansadas, hematomas, celulite e constipação, entre outros. Com manobras suaves, lentas e rítmicas no trajeto do sistema linfático, é relaxante e aumenta a diurese – não se assuste se precisar de pausa para ir ao banheiro durante a massagem: isso é perfeitamente normal.

## 020 REFLEXOLOGIA

Baseada na medicina chinesa tradicional, é feita somente nos pés. Apenas as pontas dos dedos do terapeuta pressionam pontos e meridianos específicos da acupuntura, tratando órgãos internos ao liberar bloqueios e restabelecer o fluxo energético. Funciona assim: as plantas dos pés são divididas em áreas que refletem todos os órgãos e glândulas do corpo. Quando massageadas, provocam reações no córtex cerebral, estimulando ou acalmando suas funções vitais. Assim, previne e trata, gerando relaxamento muscular e emocional. Em pontos relacionados a órgãos doentes ou que estejam com a energia desequilibrada, a massagem pode ser bem dolorida.

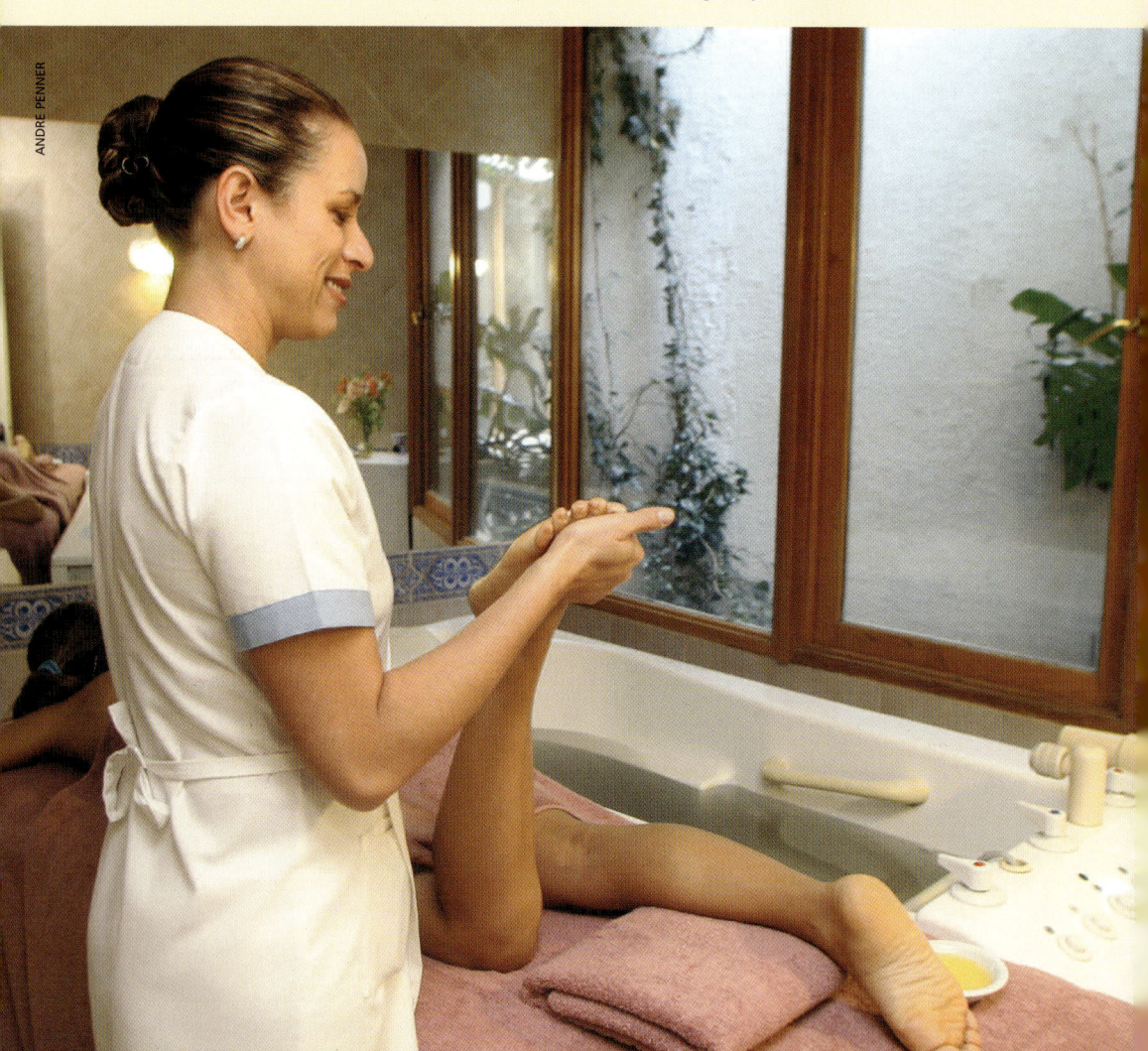

ANDRE PENNER

MASSAGENS **29**

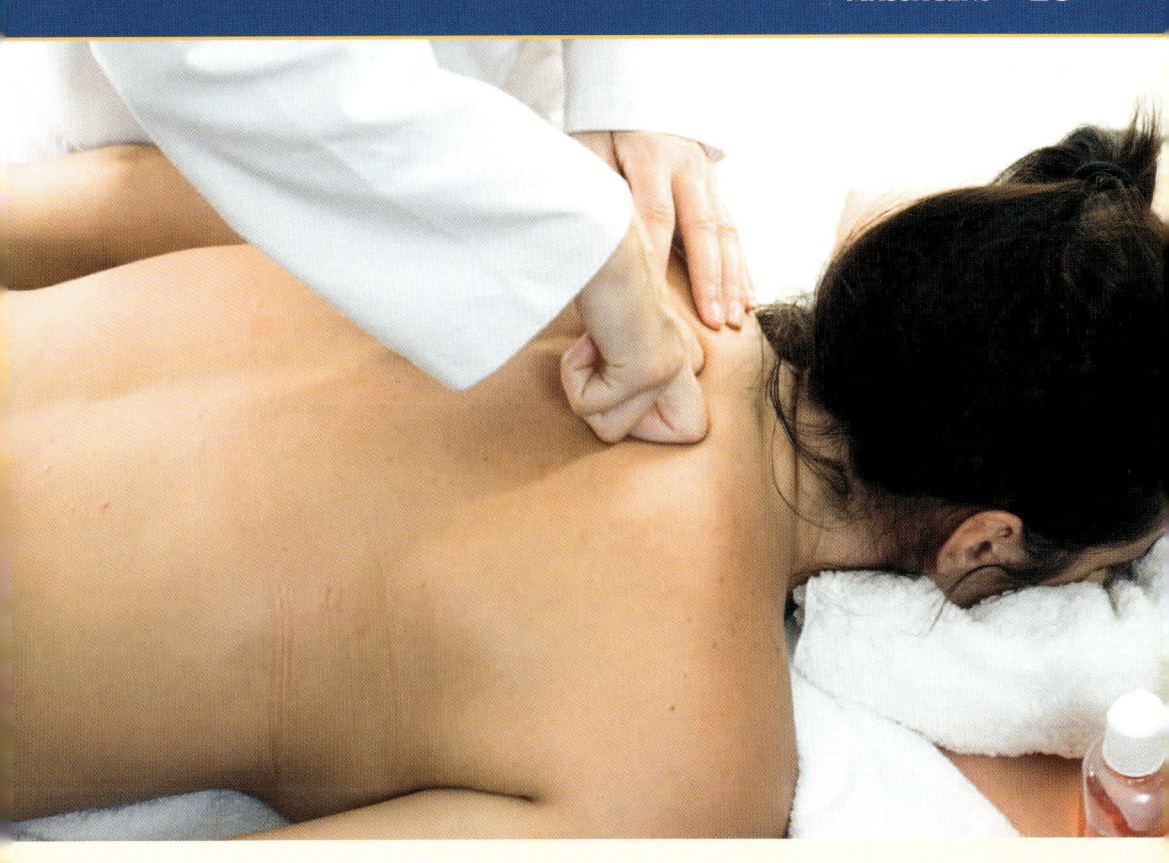

## SHIATSU

Desenvolveu-se no Japão, baseado em massagens chinesas. É um tipo de acupuntura que, em lugar da agulha, usa polegares, palmas das mãos e cotovelos, aliados ao alongamento dos músculos e tendões, rotações de juntas e deslizamentos. Como na reflexologia, o tratamento em alguns pontos pode ser bem dolorido. Como uma terapia de reequilíbrio físico e energético, ela relaxa, remove tensões, alivia dores e melhora o fluxo de energia vital, contribuindo para a harmonia emocional, psicológica e espiritual.

## SUECA

Massagem clássica que associa técnicas de ritmo, pressão e alongamento para relaxar os músculos. Aumenta a circulação sangüínea, libera pontos de tensão, contribui com o metabolismo e remove o cansaço. Indicada para dores musculares e estresse em geral.

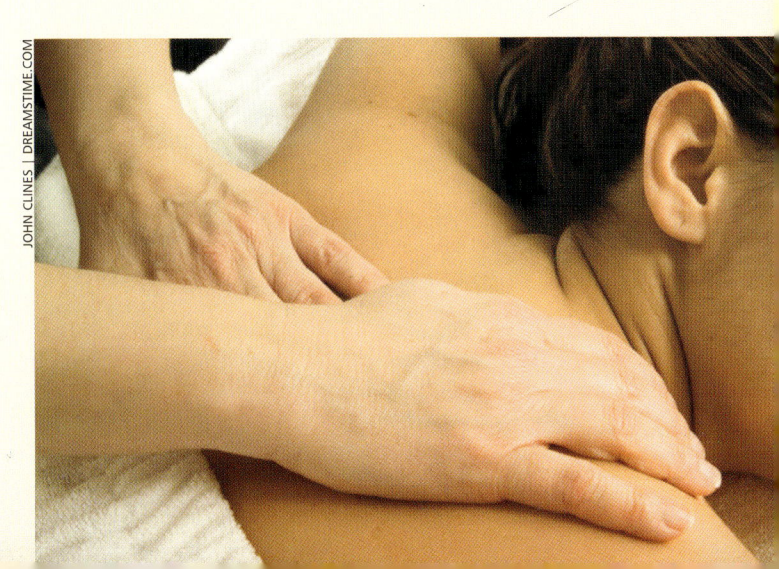

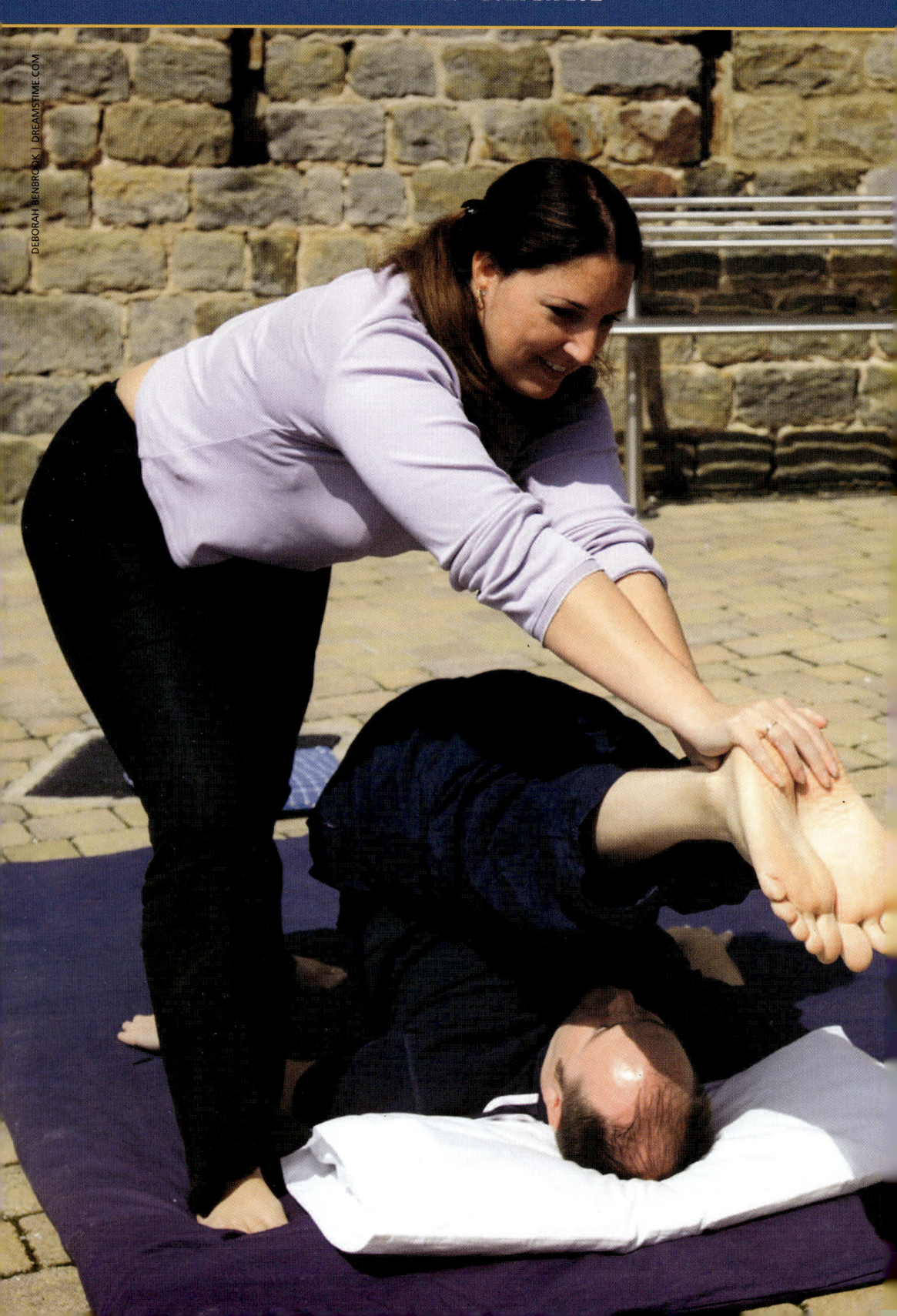

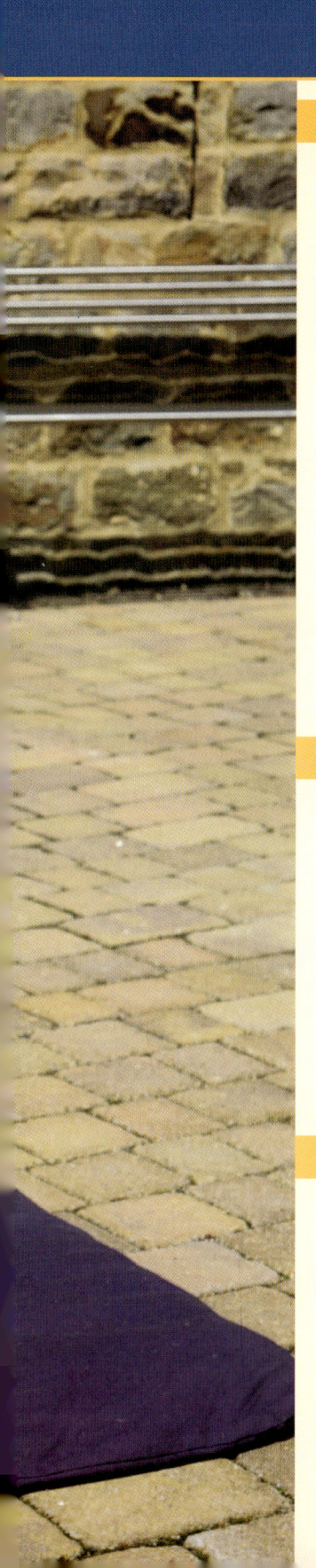

## 023 THAI

A sessão segue uma seqüência complexa de pressões, alongamentos, torções e manipulação das articulações. O massagista usa seu corpo como apoio e alavanca para colocar o paciente em posições semelhantes às da ioga, aliviando dores musculares e articulares, reduzindo a fibrose dos músculos e tendões, estimulando a produção de fibras elásticas e melhorando a circulação sangüínea e energética. A isso somam-se movimentos com as mãos, antebraços, cotovelos, joelhos e pés do terapeuta ao longo dos pontos energéticos do corpo identificados pela medicina tradicional tailandesa – que engloba também práticas espirituais, banhos e remédios fitoterápicos. Tradicionalmente praticada por monges em templos budistas, teve sua imagem distorcida depois da Guerra do Vietnã, quando casas de prostituição passaram a usar a massagem tailandesa como fachada. Conta-se que, apesar do nome, ela foi criada na Índia há cerca de 2.500 anos, por Jivaka Kumar Bhacca, contemporâneo de Buda.

## 024 TUI NA

Um dos quatro pilares da medicina chinesa, a massagem busca o restabelecimento do fluxo de energia vital e o equilíbrio do yin (energia relacionada ao princípio feminino) e do yang (relacionada ao masculino), para que, balanceado, o corpo possa se curar naturalmente. Tem tipos fixos de manobras, trabalhadas sobre músculos, articulações e pontos e meridianos da acupuntura. A massagem adapta à necessidade de cada pessoa a duração das manobras, sempre delicadas e com função específica. Com a energia em circulação, o corpo relaxa, e as tensões e dores musculares vão embora.

## 025 WATSU

É uma versão do shiatsu feita em piscina aquecida (*wat* vem do termo inglês para água, *water*) com flutuadores nos pés e o apoio dos ombros do terapeuta. Aos benefícios do shiatsu somam-se o calor da água e a sensação de ausência de peso, que reduzem a tensão muscular, relaxam profundamente e trazem alívio para a dor. Reconfortante, o watsu é indicado no tratamento de ansiedade, insônia, enxaquecas, dores na coluna, estresse e depressão.

DIVULGAÇÃO

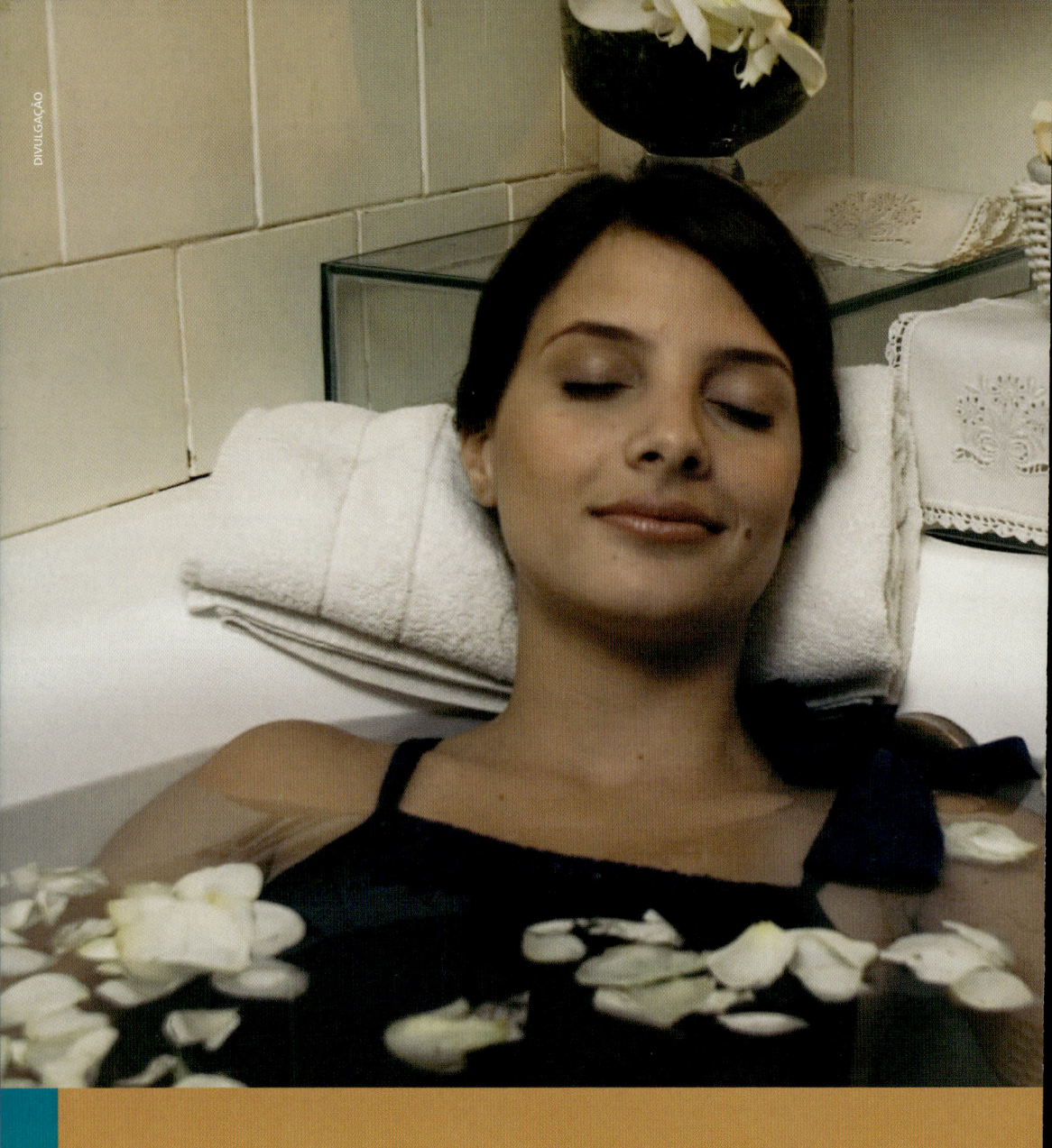

# TERMAS

OURO MINAS GRANDE HOTEL E TERMAS DE ARAXÁ

## OURO MINAS GRANDE HOTEL E TERMAS DE ARAXÁ
**(Araxá, MG)**

028

Das grandes janelas de vidro, através do vapor que sobe da água, dá para ver o jardim projetado por Burle Marx enquanto você relaxa na piscina aquecida a 37 °C e revestida de azulejos pintados à mão. Ela fica nas termas de 17 mil m² do Ouro Minas Grande Hotel, instaladas em um casarão imponente que mantém os grandes salões, os lustres de cristal e o glamour de sua época de ouro. No hall de entrada, oito vitrais coloridos contam a história da cidade, e a grande mandala no chão, feito de mármore preto-e-branco, é palco de um mantra entoado em todos os finais de tarde.

Para os banhos com água sulfurosa e energizante são usadas banheiras inglesas de 1927 e 1928. Durante os tratamentos borbulhantes, com espuma, pétalas, aveia, mel, ervas aromáticas ou lama, a decoração é feita com velas, e, em lugar de *new age*, toca música clássica. Inauguradas em 1942, as termas precederam a construção do antigo Grande Hotel de Araxá, fundado em 1944. Fechado em 1994, ele foi reaberto em 2001 depois de uma grande reforma. Tudo para que você possa aproveitar a água radioativa que, segundo consta, era o segredo de beleza de Dona Beja, uma das mulheres mais famosas do Brasil colonial.

Estância Parque do Barreiro, s/n, 0800-31-4000 e (34) 3669-7000; www.ourominas.com.br. **Preço:** R$ 350,00 (diária individual) e R$ 524,00 (duplo, superior). Terapias de R$ 21,00 a R$ 84,00. **Inclui:** meia pensão, sauna seca, sauna úmida e ducha escocesa.

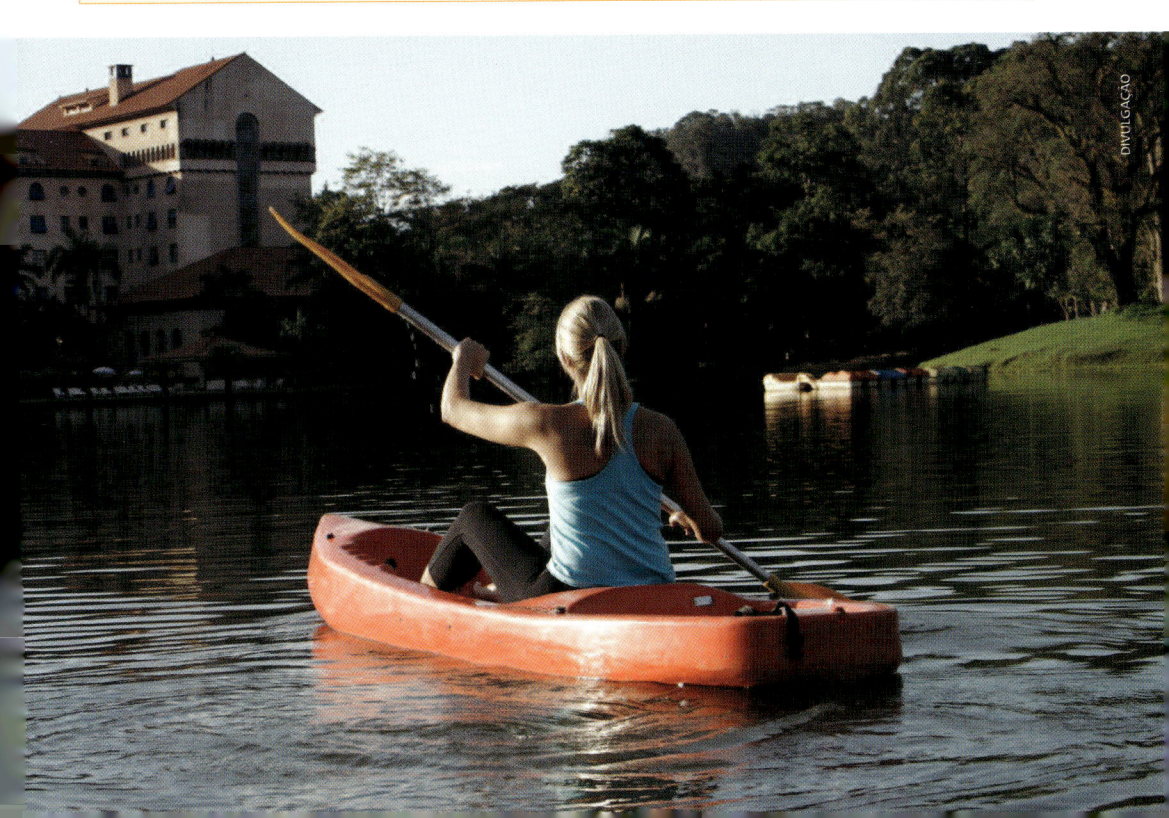

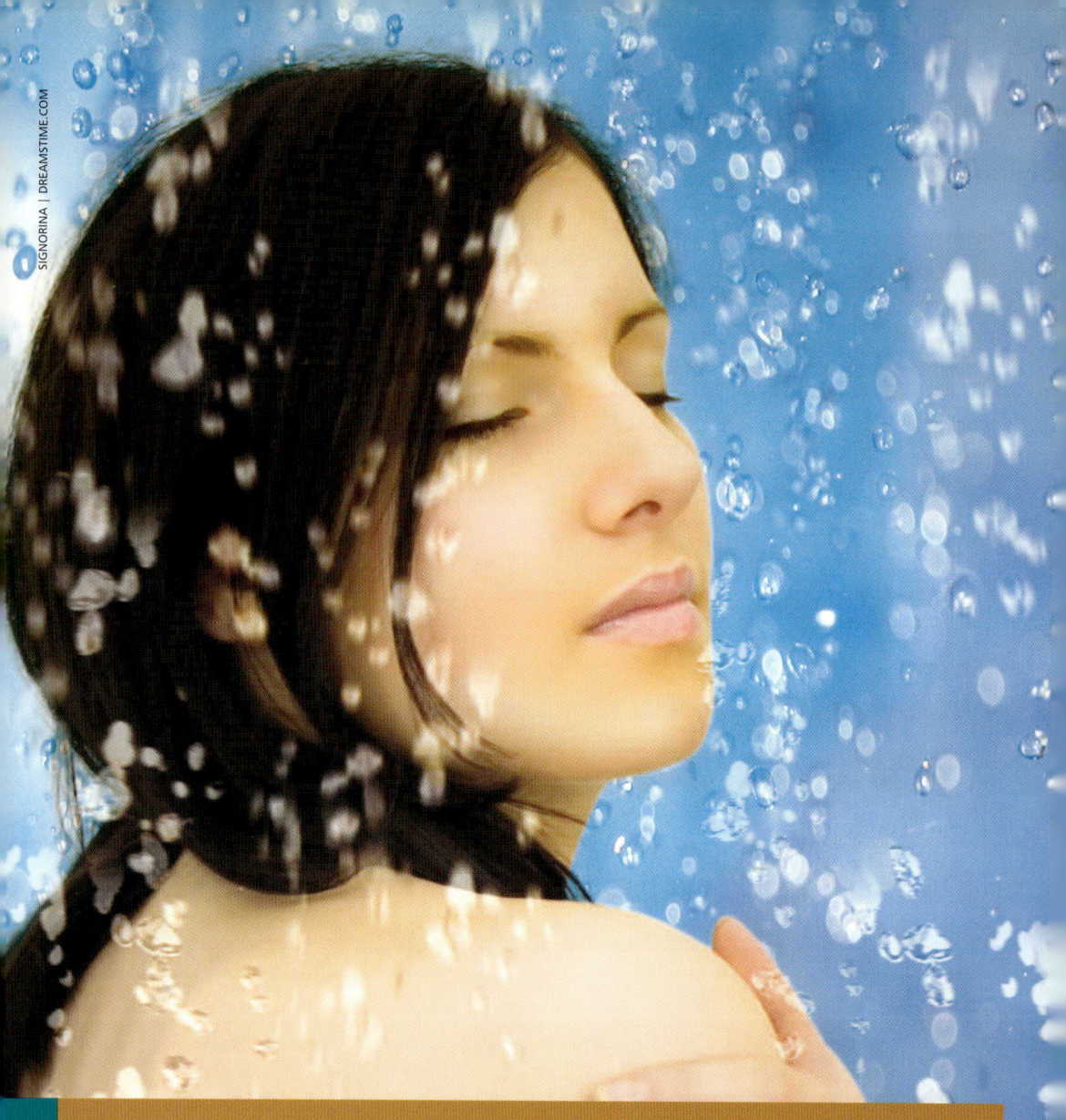

# HIDROTERAPIA

Banho de tronco, tanque de Kneipp e pedilúvio são nomes que podem até assustar quando você abre o cardápio de tratamentos de um spa. Não se preocupe: todos esses, e vários outros, fazem parte da extensa lista de terapias feitas com água – que pode ser ingerida, quando tem poderes terapêuticos, ou aplicada por meio de banhos, compressas, duchas e saunas. Uma das técnicas mais usadas hoje em dia foi desenvolvida pelo monge alemão Sebastian Kneipp (1821-1897), o mesmo do tanque. Ele observou que a temperatura da água é responsável pela vasodilatação (quando está quente) e pela vasoconstrição (quando está fria). Esse choque, portanto, é revitalizador. Estimula a circulação sangüínea, melhora as funções orgânicas e reforça a imunidade. Na verdade, é bom mesmo para quem não tem nenhum problema: não dá para ficar indiferente a um tratamento relaxante.

## 029 BANHO DE TRONCO

Restrito à parte inferior do abdome, atua no sistema urogenital. A água pode receber plantas medicinais e óleos essenciais. Fria, é indicada para combate da febre, da má digestão, da prisão de ventre, da insônia e do nervosismo. Quente, para cólicas, gases e sensação de peso no fígado. Quando as duas temperaturas se intercalam, tratam o reumatismo e as infecções do aparelho urinário.

## 030 DUCHA ESCOCESA

Agüente firme: esse jato forte, aplicado com água quente ou fria a uma distância de pelo menos 3 metros, é por vezes dolorido. Mas seu efeito estimulante ativa a circulação sangüínea e linfática, combate a dor muscular, aumenta a resistência a resfriados e ajuda a dissolver nódulos de gordura.

## 031 OFURÔ

Desse todo mundo já ouviu falar. Trata-se do banho japonês em uma tina de madeira, com água bem quente (até 40 °C) para dilatar os vasos sangüíneos. Isso tem efeito analgésico, acelera a chegada de oxigênio e nutrientes às células, relaxa e desintoxica, já que quando você sai da banheira transpira e elimina toxinas.

Muitas vezes os banhos são acrescidos de óleos essenciais, vinho ou leite – é que a dilatação dos poros ajuda na absorção e potencializa os efeitos hidratante, descongestionante, adstringente, anti-séptico, relaxante ou estimulante dos produtos. Ambientes decorados com velas e pétalas de flores favorecem seu momento de recolhimento, calma e silêncio – só não fique mais de 20 minutos se o ofurô estiver na temperatura máxima, pois sua pressão arterial pode baixar.

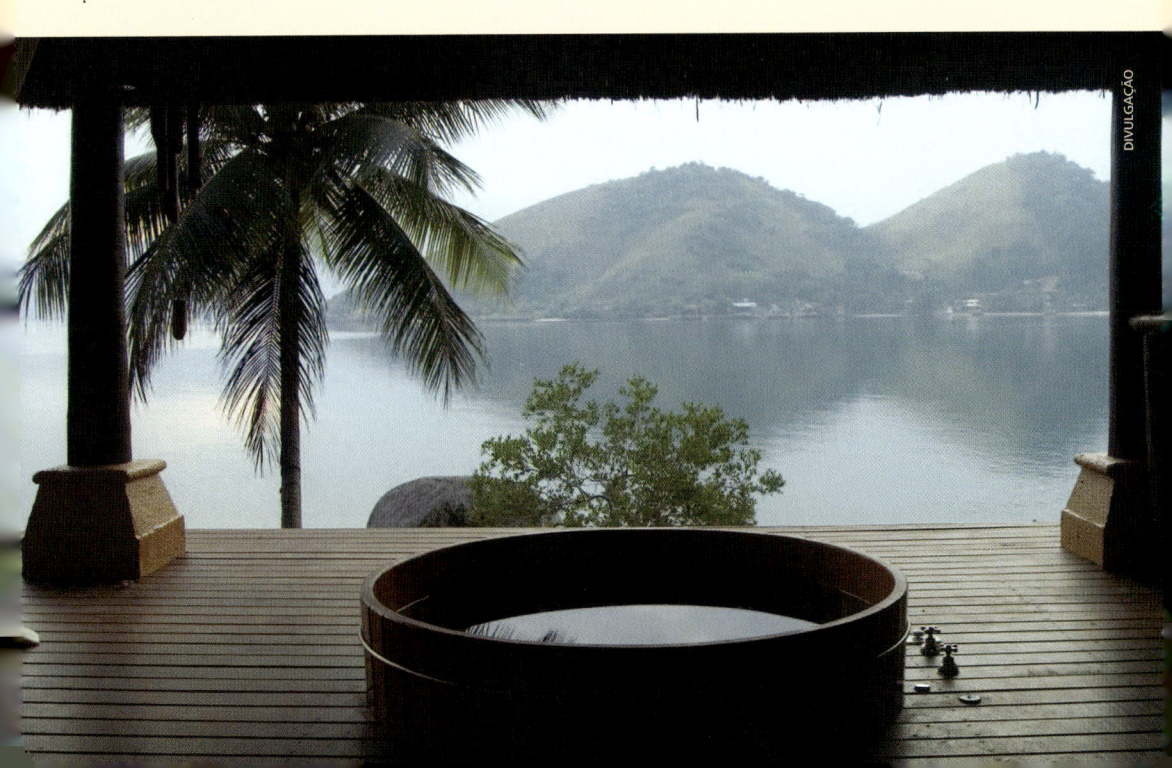

## 032 PEDILÚVIO

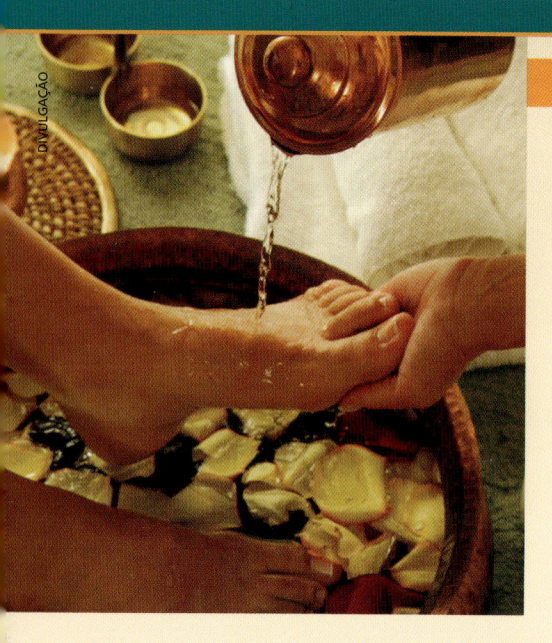

Lembra do antigo escalda-pés? Pois agora ele é chamado pedilúvio. Seus pés são mergulhados numa tina com água quente – onde podem entrar óleos essenciais e ervas aromáticas – para relaxar, reduzir a tensão muscular e ativar a circulação sangüínea periférica. Aquece o corpo, ajuda a aplacar dor de cabeça, insônia e resfriado, além de dar um trato na aspereza e nos calos das solas dos pés. Para tratar agitação nervosa, câimbra, inflamações locais e doenças como gota e artrite, alterne os pés em dois recipientes, um com água quente e outro com água fria.

## 033 TALASSOTERAPIA

*Thalasso*, em grego, significa mar – talassoterapia, portanto, refere-se ao uso terapêutico de tudo o que vem do oceano: algas (indicadas para hidratar a pele), ar marinho (ótimo para bronquite e rinite alérgica) e água salgada (rica em sais minerais, com propriedades cicatrizantes e anti-sépticas, excelente para desinchar, eliminar toxinas e remineralizar a pele). Nos spas, é comum encontrar a banheira de talassoterapia, uma hidromassagem que associa cromoterapia e diferentes jatos de água que ativam a circulação linfática e relaxam profundamente.

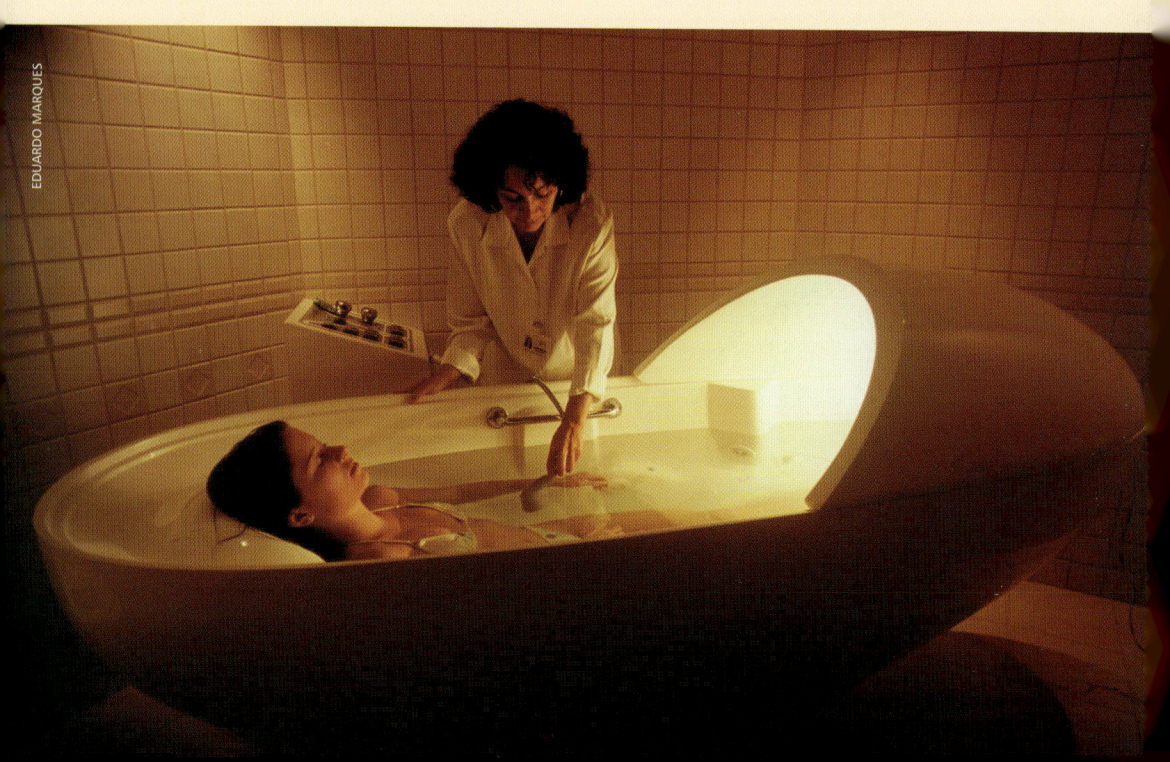

## 034 TANQUE DE KNEIPP

Lâmina de água fria, até a altura dos joelhos, para ser percorrida a pé. As pedras que às vezes ficam no fundo do tanque servem para ativar a circulação sangüínea, aliviar tensões e revitalizar o corpo.

## 035 TERMAS

*Termas* (grego) e *caldas* (latim) são palavras sinônimas – significam "águas quentes". Dependendo da região e da origem, podem ser ricas em diferentes compostos: sulfatos, nitratos, cloretos, bicarbonatos, silicatos; podem ser ferruginosas, gasosas, magnesianas, radioativas. Combinados com o teor mais ácido ou mais alcalino da água, esses elementos atuam no combate e na prevenção a doenças relacionadas aos sistemas digestório, circulatório, urinário, renal e respiratório, além de tratar problemas nervosos, hepatobiliares, reumáticos e dermatológicos.

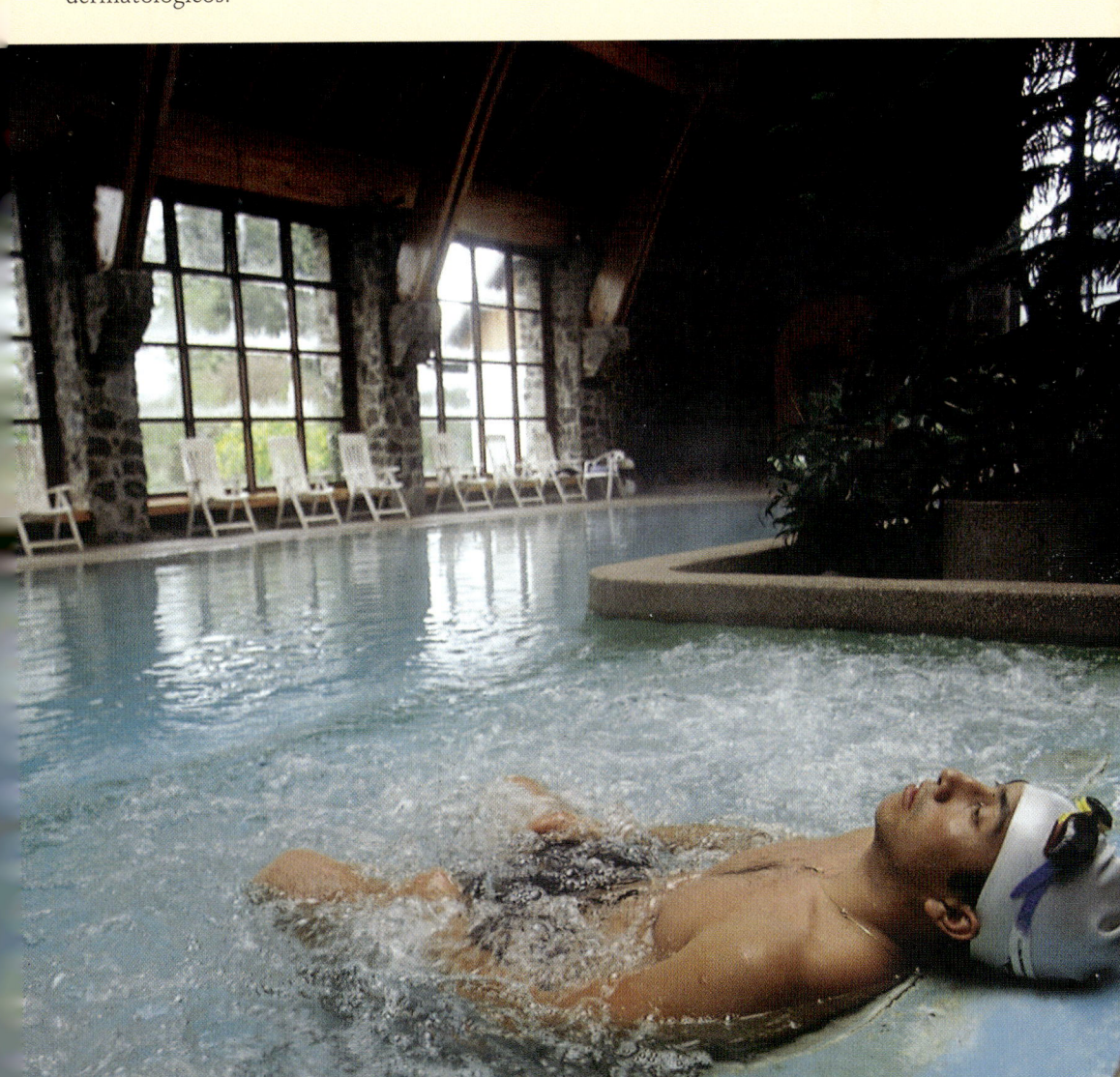

DIVULGAÇÃO

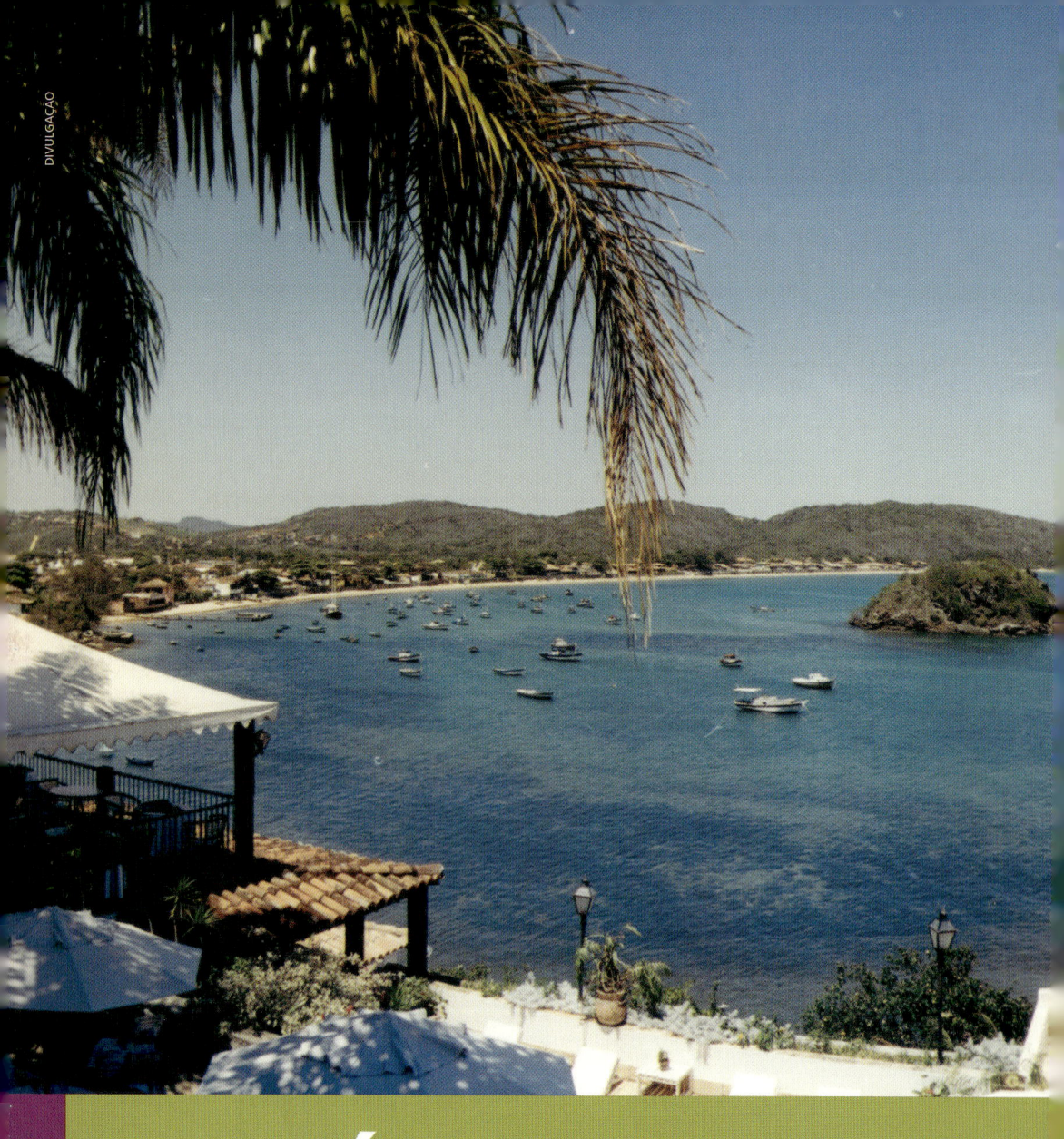

# HOTÉIS NA PRAIA

CASAS BRANCAS

Aldeia da Mata Eco-Lodge (Itacaré, BA)

Casa Grande (Guarujá, SP)

Casas Brancas (Búzios, RJ)

Costa Brasilis Resort (Porto Seguro, BA)

Costão do Santinho (Florianópolis, SC)

Club Med Trancoso (Trancoso, BA)

Nuvem Azul (Guarapari, ES)

Pestana Angra (Angra dos Reis, RJ)

Praia do Forte EcoResort & Thalasso Spa (Praia do Forte, BA)

Recanto das Águas (Balneário Camboriú, SC)

Ritz Lagoa da Anta (Maceió, AL)

**IOGA**

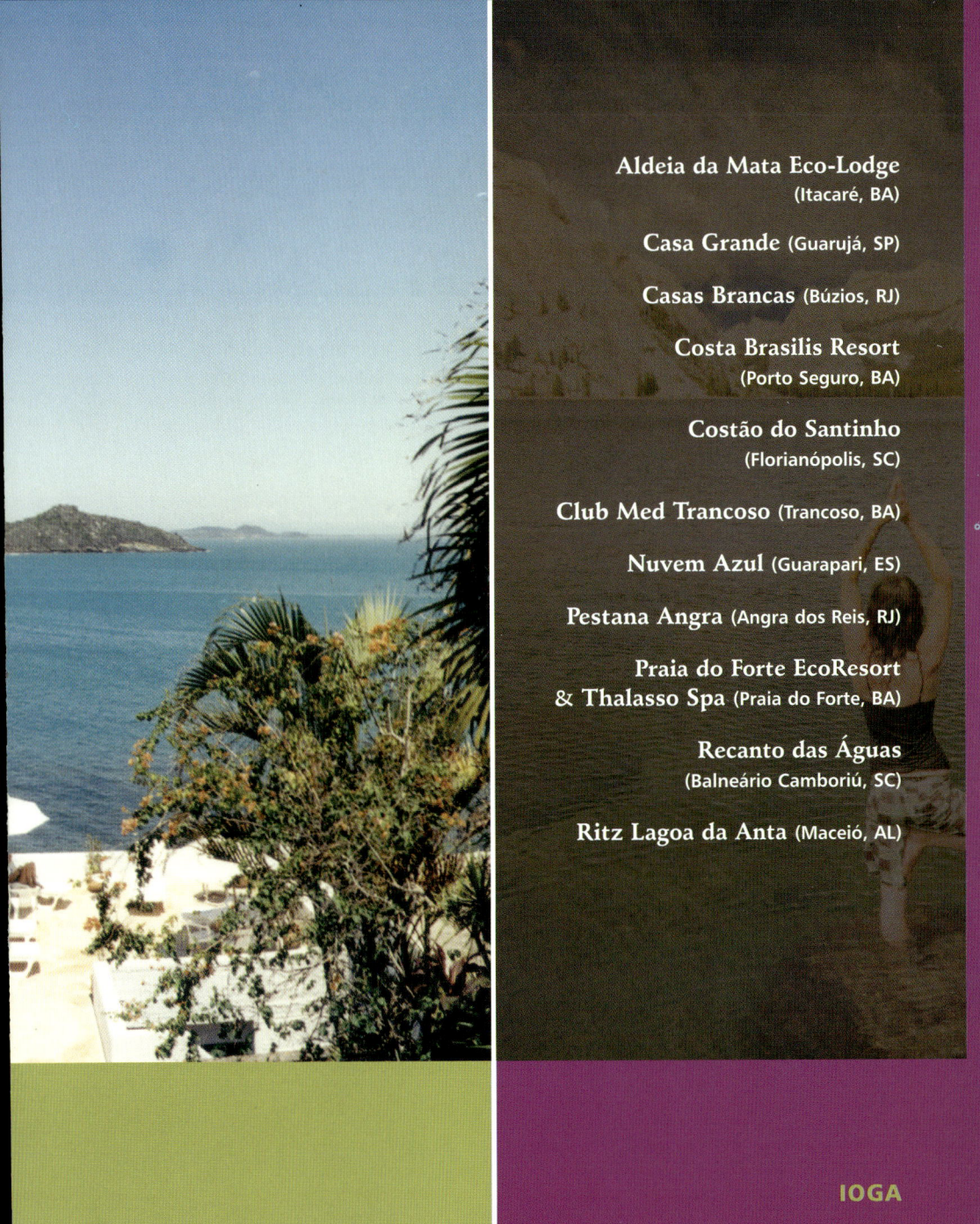

Ashtanga vinyasa ioga • Hata ioga
Iyengar ioga • Power ioga
Swásthya ioga • Lian Gong
Tai chi chuan

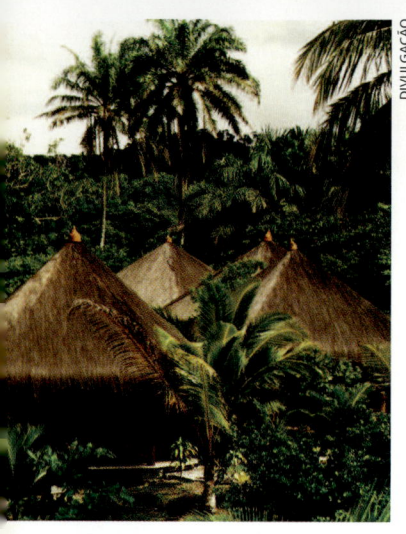

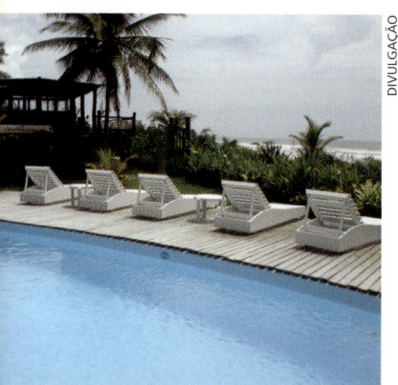

## ALDEIA DA MATA ECO-LODGE
**(Itacaré, BA)**

Os dez bangalôs de madeira e bambu, erguidos sobre palafitas e cobertos de fibra natural, lembram mesmo uma aldeia indígena. Aqui, a decoração é rústica sem deixar de ser charmosa, o ventilador de teto substitui o ar-condicionado, e as varandas com rede olham para a mata Atlântica e para o mar, ali pertinho – nunca para o vizinho, para garantir o sossego. Também nessa área de proteção ambiental, entre as centenas de coqueirais da praia de Serra Grande, fica o Jungle Spa, bangalô aberto usado para relaxamento, aulas de ioga e sessões de reiki.

O hotel organiza trilhas para praias e cachoeiras, rafting e passeios pela mata Atlântica em Itacaré, Serra Grande, Península de Maraú e Ilhéus. Na volta, ao fim do dia, nada como um jantar à luz de velas na varanda do bangalô. Esse mimo está incluído na diária – mas, se não for suficiente para seus sonhos de Jane e Tarzan, peça o Serviço Romântico, com cesta de flores e frutas, chocolates, garrafa de champanhe, decoração temática e música apropriada.

BA-001 Ilhéus/Itacaré, km 31, (73) 3086-2999; www.aldeiadamata.com.br. **Preço:** a partir de R$ 430,00 (bangalô individual ou duplo). Atividades a partir de R$ 50,00. **Inclui:** meia pensão.

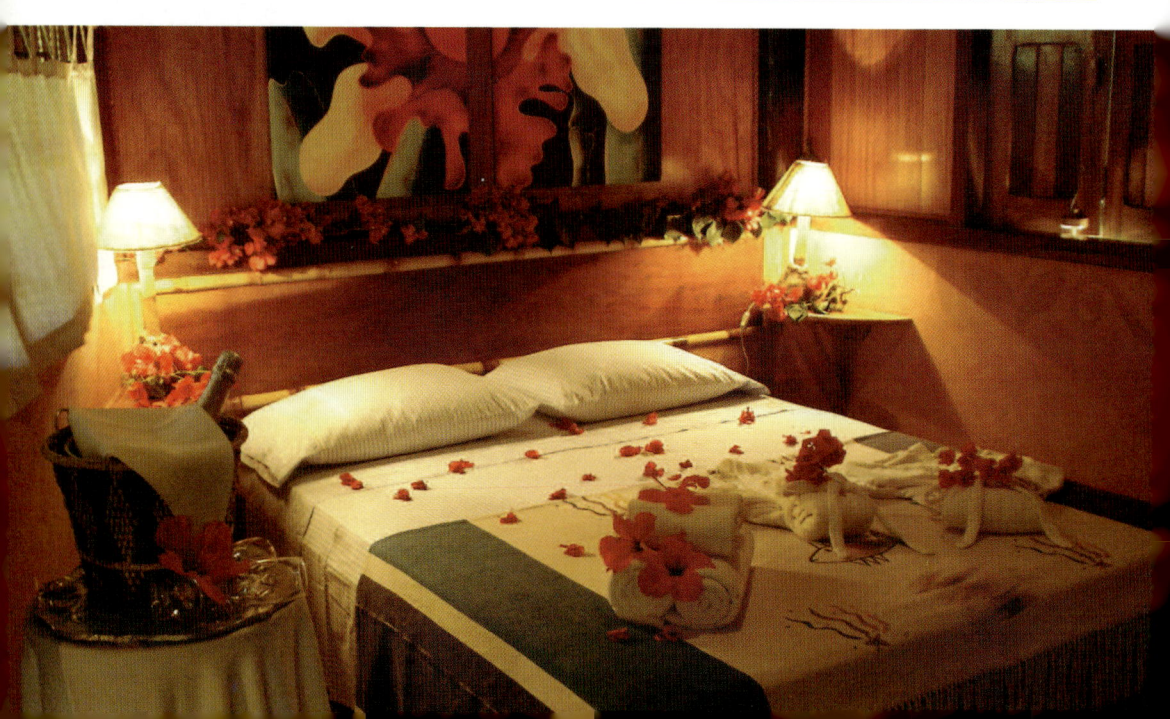

## 037 CASA GRANDE
### (Guarujá, SP)

No Spa Med Guarujá, os psicólogos, endocrinologistas, clínicos gerais, fisioterapeutas, nutricionistas, odontólogos, esteticistas, cirurgiões e enfermeiros têm um foco principal: fazer você emagrecer. Por outro lado, não há nenhuma daquelas restrições impostas na maioria dos spas médicos. Você tem liberdade para entrar e sair quando quiser, até para fugir em direção a um dos restaurantes do hotel.

Como nem só de regime vive o Casa Grande, há quem venha apenas para aproveitar os quartos espaçosos, o jardim de palmeiras, as piscinas aquecidas e os tratamentos do spa. Até um improvável extrato de flores de cipó entra na dança. Com uma argila verde do mar, ele entra na receita de uma máscara facial energizante. Para o corpo, a hidromassagem com 41 jatos de água quente e 11 de ar é tiro e queda contra o estresse, assim como a massagem interativa, que usa técnicas ocidentais e orientais para aliviar dores e tensões.

Avenida Miguel Stéfano, 1.001, praia da Enseada, 0800-16-2216 e (13) 3389-4039; www.casagrandehotel.com.br. **Preço:** R$ 610,00 (diária individual, no spa) e R$ 450 (por pessoa, em apartamento standard duplo). **Inclui:** pensão completa, consultas médicas com equipe multidisciplinar, exames laboratoriais, três terapias por dia, alongamento, aulas de dança, hidroginástica, circuito power cárdio, caminhadas na praia, pilates, aeroboxe e recreação.

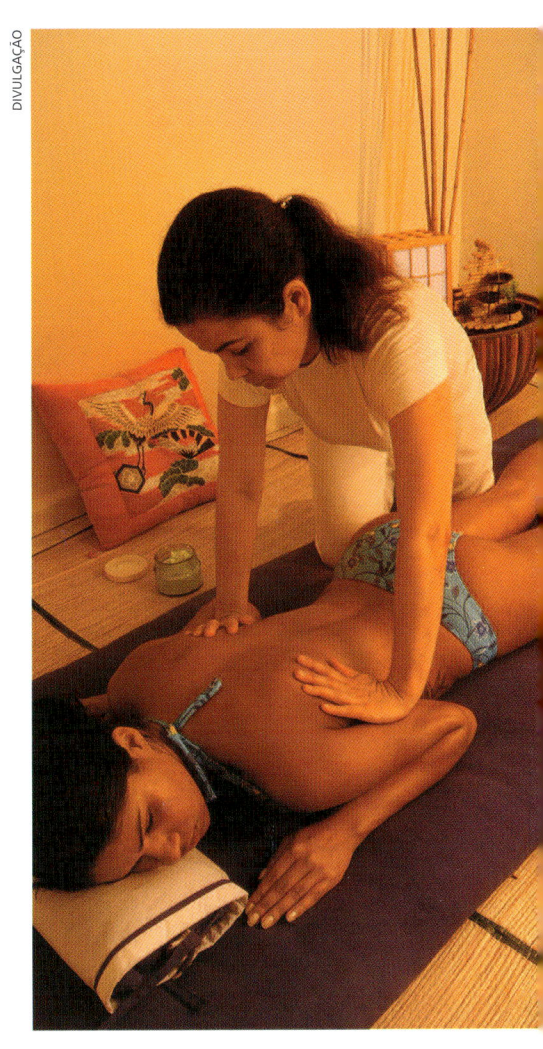

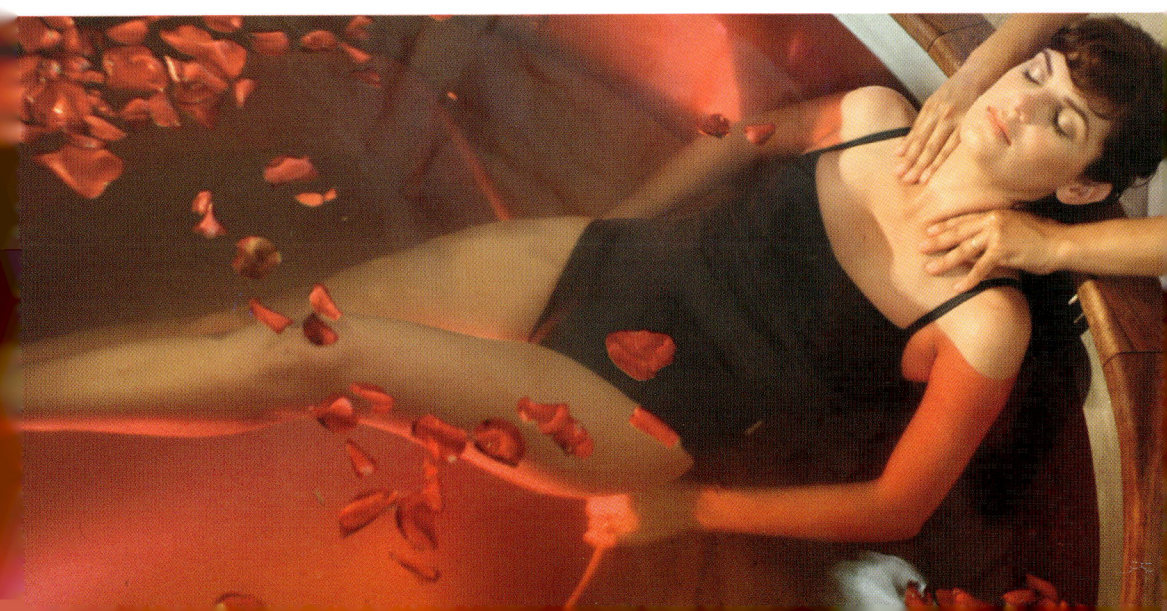

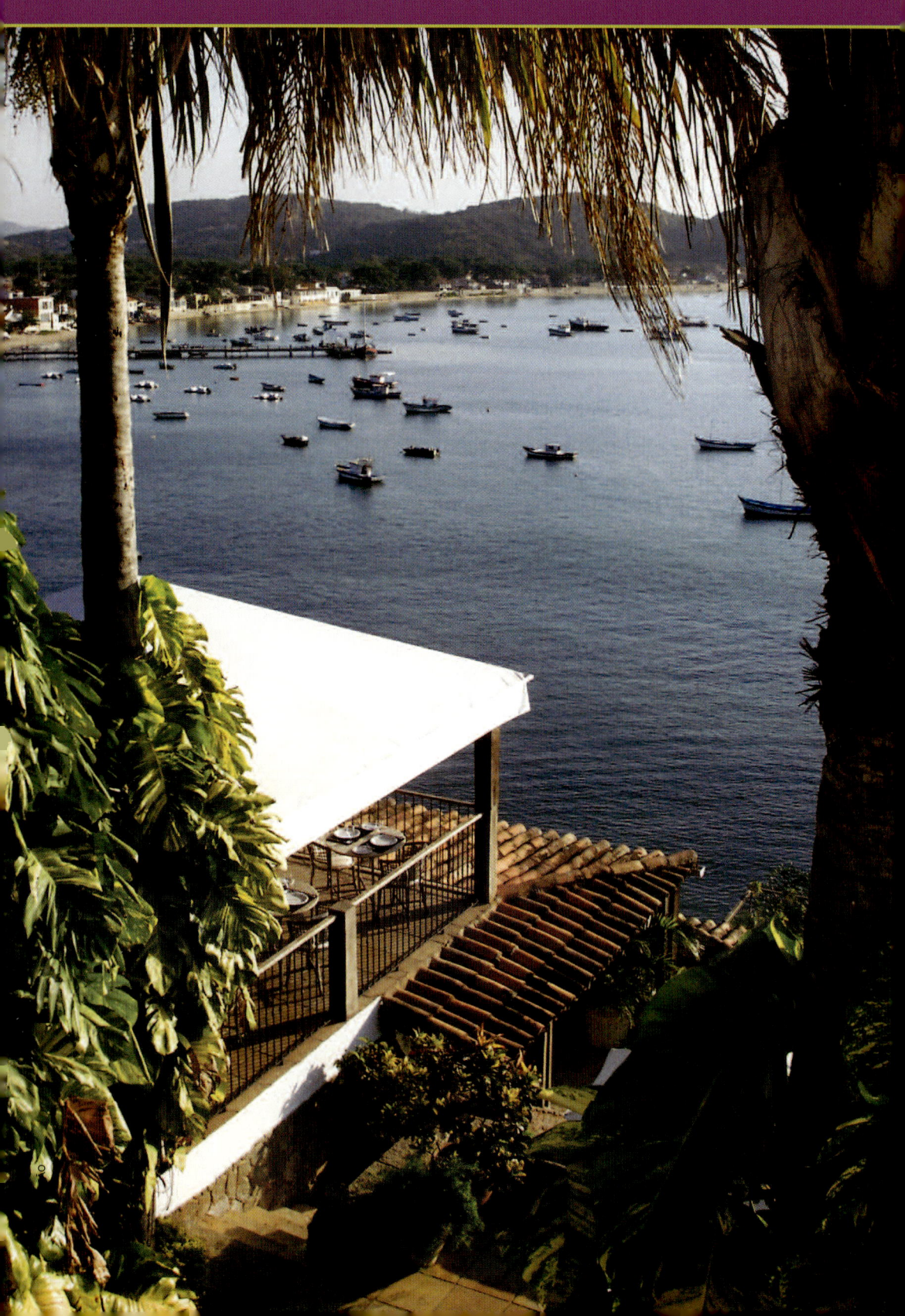

## 038 CASAS BRANCAS
### (Búzios, RJ)

Uma taça de espumante e uma massagem de boas-vindas recebem você no Casas Brancas, um hotel butique de Búzios. Bom para quem quer cuidar do corpo e da mente: seu spa foi eleito um dos dois melhores da América Latina pela revista americana *Condé Nast*. São apenas 32 apartamentos, a cerca de cinco minutos de caminhada da rua das Pedras, com vista caprichada para a baía e os barquinhos.

No jardim, tem aula de ioga ao ar livre. Na piscina interna, climatizada, há hidromassagem. Mas o melhor está no spa, com banheira e seis salas de massagem. Experimente os tratamentos sob medida para quem quer aliar o relaxamento a um bronzeado uniforme – como o Batida Tropical, uma esfoliação que usa grãos de café, cenoura e óleos aromáticos. Para reverter os efeitos nocivos do sol na pele, tente o relaxamento com babosa, lavanda, argila hidratante, óleo aromático de rosas, hidratante natural e aloe vera. Perfeito para aproveitar a praia sem descuidar da saúde.

Alto do Humaitá, 10, Centro, (22) 2623-1458; www.spacasasbrancas.com. **Preço:** R$ 527,00 (diária dupla) e R$ 607,00 (superior). Day Spa entre R$ 360,00 e R$ 683,00. **Inclui:** café-da-manhã.

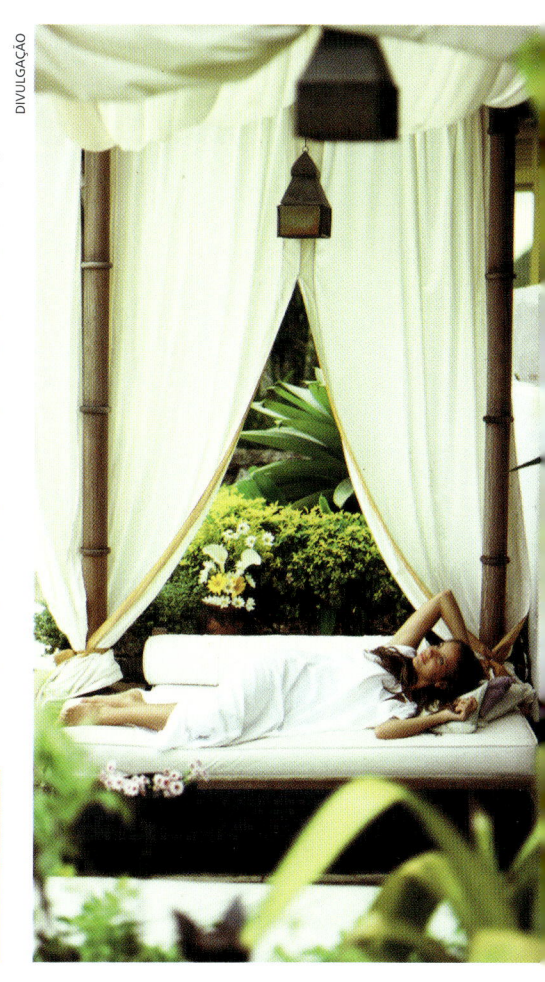

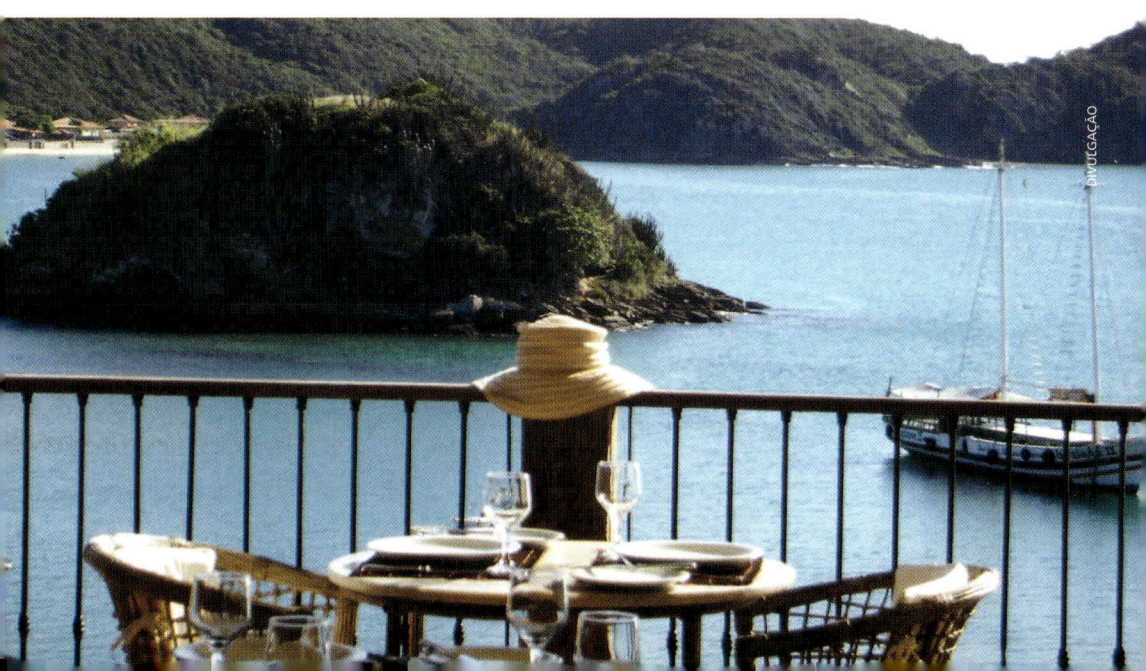

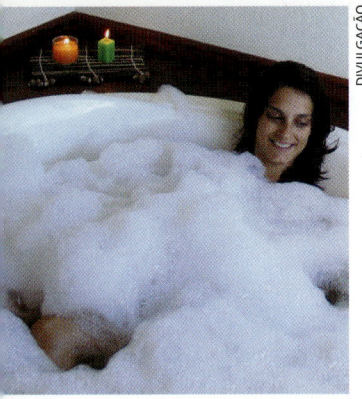

## COSTA BRASILIS RESORT
### (Porto Seguro, BA)

**039**

O Museu do Beija-Flor encanta – com essas pequenas aves é assim: a gente vê uma e quer que todo mundo em volta olhe também. Quando estão várias juntas, então... Foi nessa terra de beija-flores, em área de preservação da mata Atlântica, que se instalaram os apartamentos e chalés do Costa Brasilis. A decoração com motivos indígenas presta homenagem aos primeiros habitantes dessa terra. Nada mais natural em uma cidade colada a Santa Cruz Cabrália, onde desembarcou Pedro Álvares Cabral – e de onde, hoje, saem as balsas rumo ao resort e seu parque aquático, o complexo esportivo, o parque infantil e o spa.

Para equilibrar sua energia, experimente a Dança Xamânica e o *Magnified Healing* [cura magnificada]. Na primeira, a relação com os quatro elementos – terra, água, fogo e ar – busca maior conhecimento do eu. Na segunda, a conexão é com o Divino, já que a prática estabelece um fluxo constante de energia do seu coração até a fonte, o altíssimo Deus do Universo. Para partir dali com a leveza de um beija-flor.

Avenida Beira-Mar, 2.000, Praia de Santo André, (73) 3671-4057; www.costabrasilis.com.br. **Preço:** R$ 4.340,00 (sete noites no spa Ruby em apartamento individual) e R$ 3.797,00 (duplo). **Inclui:** pensão completa, exame de sangue, traslados, quatro terapias, atividades físicas e de lazer.

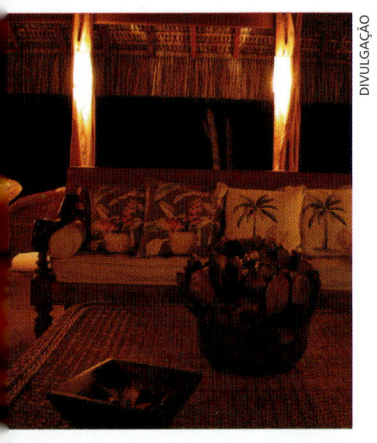

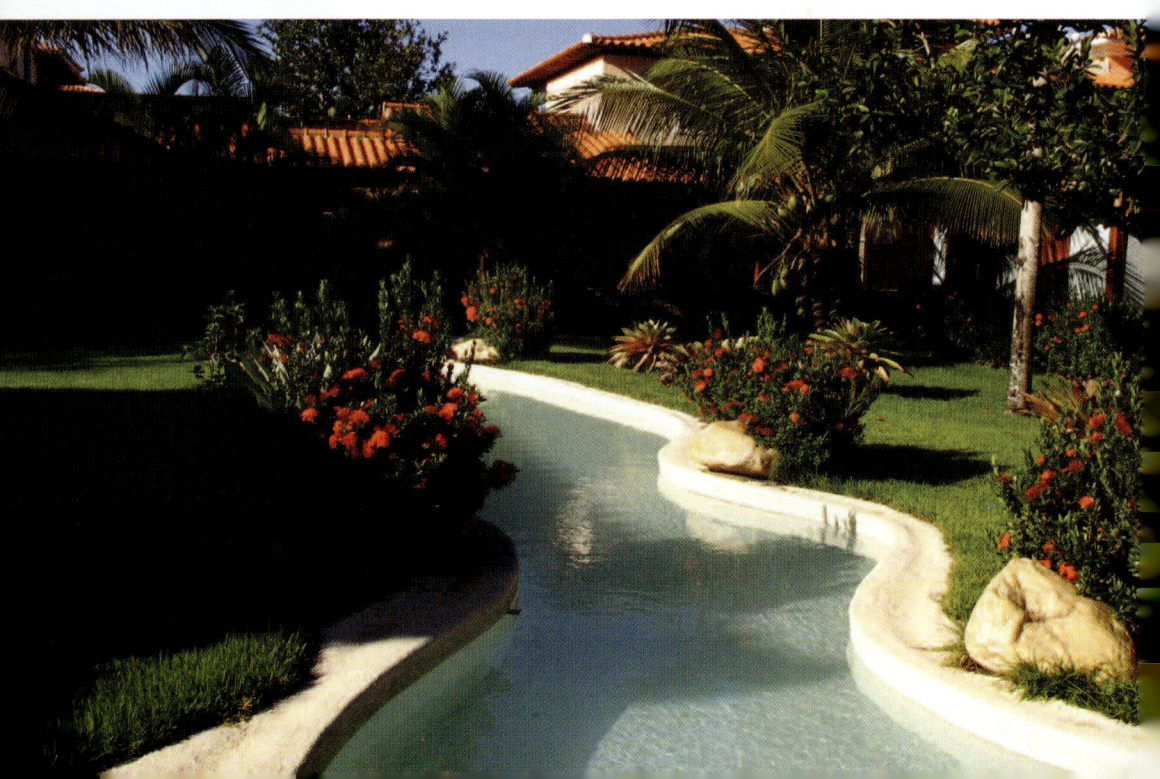

## COSTÃO DO SANTINHO
**(Florianópolis, SC)**

Pintadas em paredões rochosos, as intrigantes inscrições rupestres – que há cerca de cinco mil anos se exibem voltadas para o mar, no topo de um morro no Costão do Santinho – servem como lembrete de uma vida mais simples, de outros tempos. No pé do morro, fica o spa, todo envidraçado, onde você tem um encontro com outra origem humana: a água. Uma rápida olhada na piscina, nas cascatas, no tanque de Kneipp, nas saunas a vapor e seca, nas banheiras, nas duchas, nas duchinhas e nos duchões não deixa dúvida: o foco é a hidroterapia. Para os que ainda querem perder peso, há regime de 600 calorias, na dieta líquida, ou 900, concentradas em belos camarões.

Nada é muito espartano para não destoar do hotel, um super-resort. A ordem é divertir-se – coisa fácil com as trilhas, o *sandboard*, o trapézio, a parede de escaladas, o minigolfe, as quadras de tênis e a pista de patinação no gelo. Se o estresse sobreviver a tudo isso, pode ser hora de apelar para o novo equipamento do spa. O MS-10 emite ondas eletromagnéticas e promete maravilhas no alívio do estresse e na melhora do sono. Se nem assim o relaxamento vier... bem, sempre restam as inscrições rupestres, os planos de uma vida mais simples, o vento no rosto e as ondas batendo na pedra.

Estrada Vereador Onildo Lemos, 2.505, praia do Santinho, 0800-48-1000 e (48) 3261-1000; www.costao.com.br. **Preço:** a partir de R$ 5.036,00 por sete noites em regime de spa, em apartamento standard single; R$ 6.299,00 por pensão completa, avaliações estética, de composição corporal, fisioterapêutica, médica e nutricional, nove terapias, aulas de ioga e pilates, atividades físicas e fisioterapia.

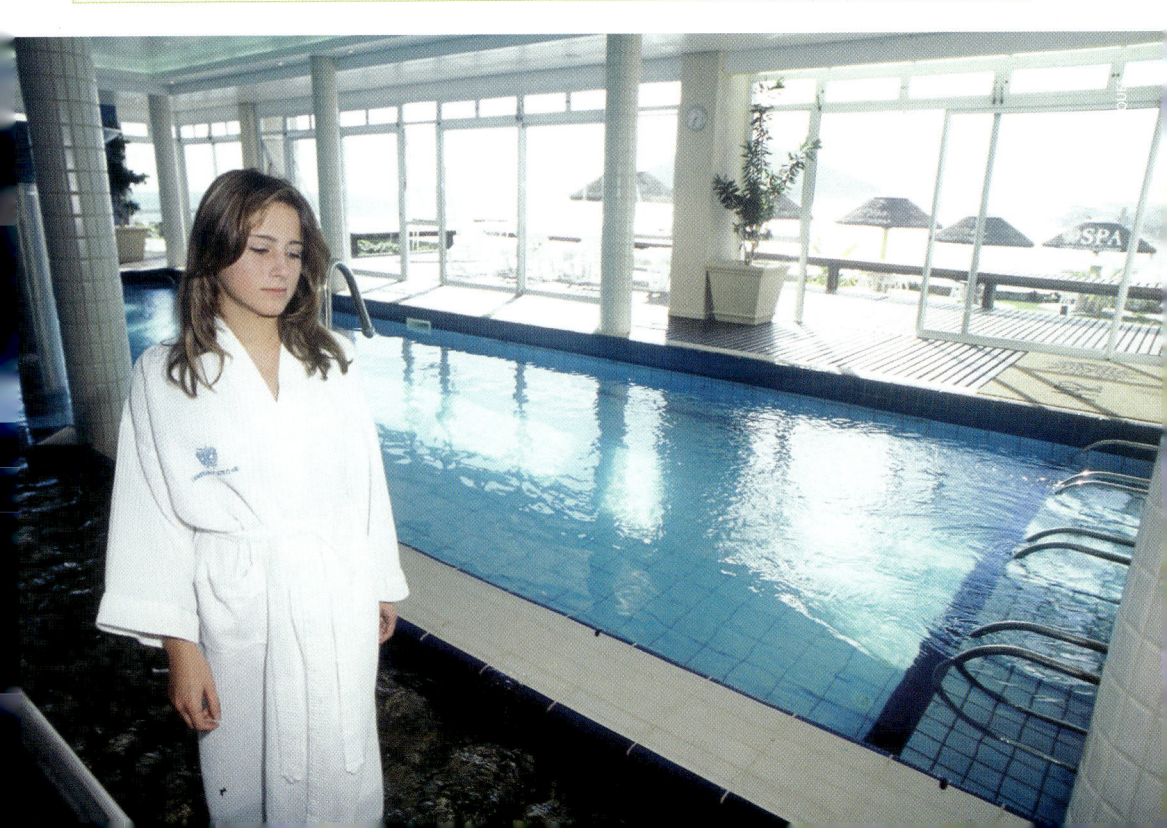

## CLUB MED TRANCOSO
**(Trancoso, BA)**

Entre mais de cem unidades no mundo todo, apenas 19 Club Med estão equipados com spa. No Brasil, a honra coube ao hotel de Trancoso, que usa produtos exclusivos como a água do mar de Guerande, na França, rica em sais minerais, elementos marinhos e aminoácidos, e a alga *laminaria digitata*, pela primeira vez aplicada a cosméticos.

Vem do mar, também, grande parte da diversão – entre principais atividades estão as aulas de iatismo. Em uma grande escola de esportes, dá para se revitalizar, e muito, com aulas de tênis, ginástica ou arco-e-flecha. E, como fica colado ao Complexo Terravista de Golfe, o resort desenvolveu uma massagem voltada para esses esportistas: "alegria do golfista" – seria bem pertinente que criassem também a "alegria de quem passa o dia tomando água-de-coco de pernas para o ar", "alegria de quem gosta de ver o mar", "alegria de quem deixou os problemas para trás"...

Fazenda Itaípe, Estrada Municipal, km 18, (73) 575-8400; www.clubmed.com.br. **Preço:** R$ 863,00 (por pessoa, no apartamento individual) e R$ 575,00 (por pessoa, no Club duplo). O ritual Sinfonia do Corpo e do Espírito inclui quatro tratamentos, dura dois dias e custa R$ 320,00. **Inclui:** pensão completa, atividades esportivas e monitoramento infantil.

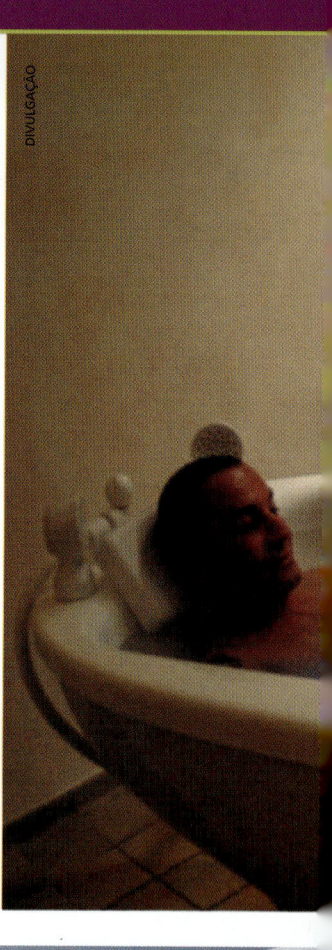

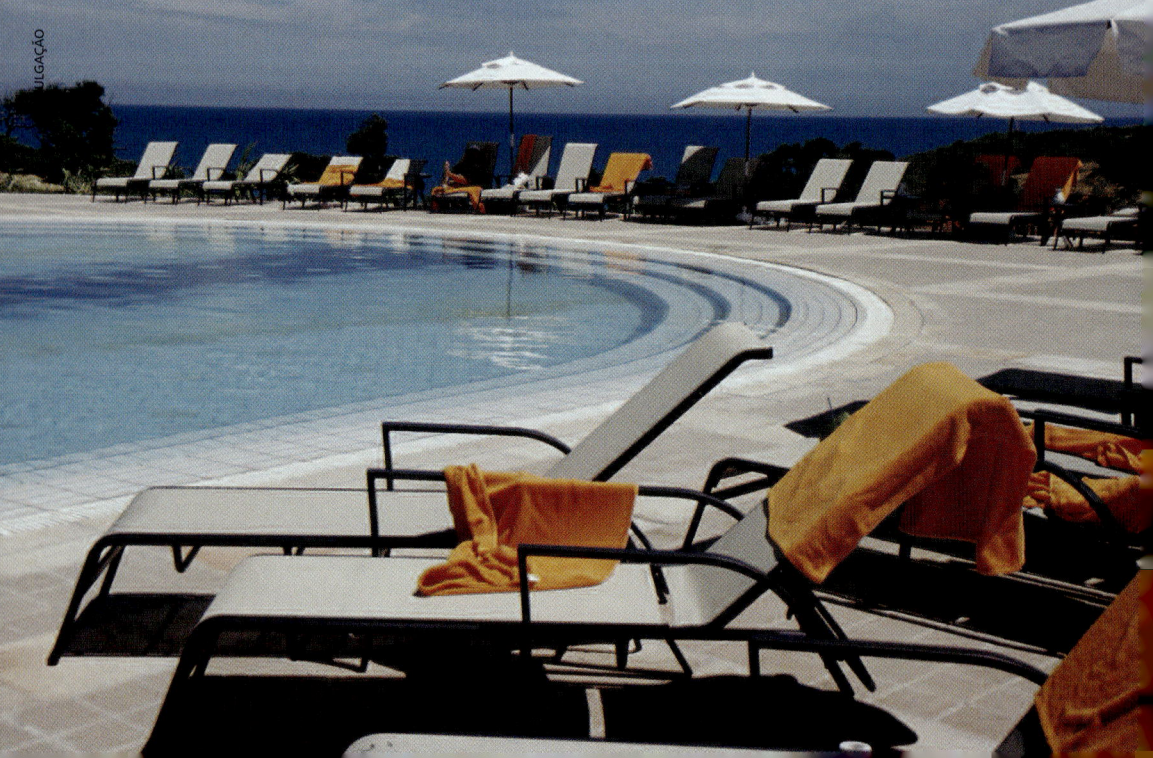

## NUVEM AZUL
**(Guarapari, ES)**

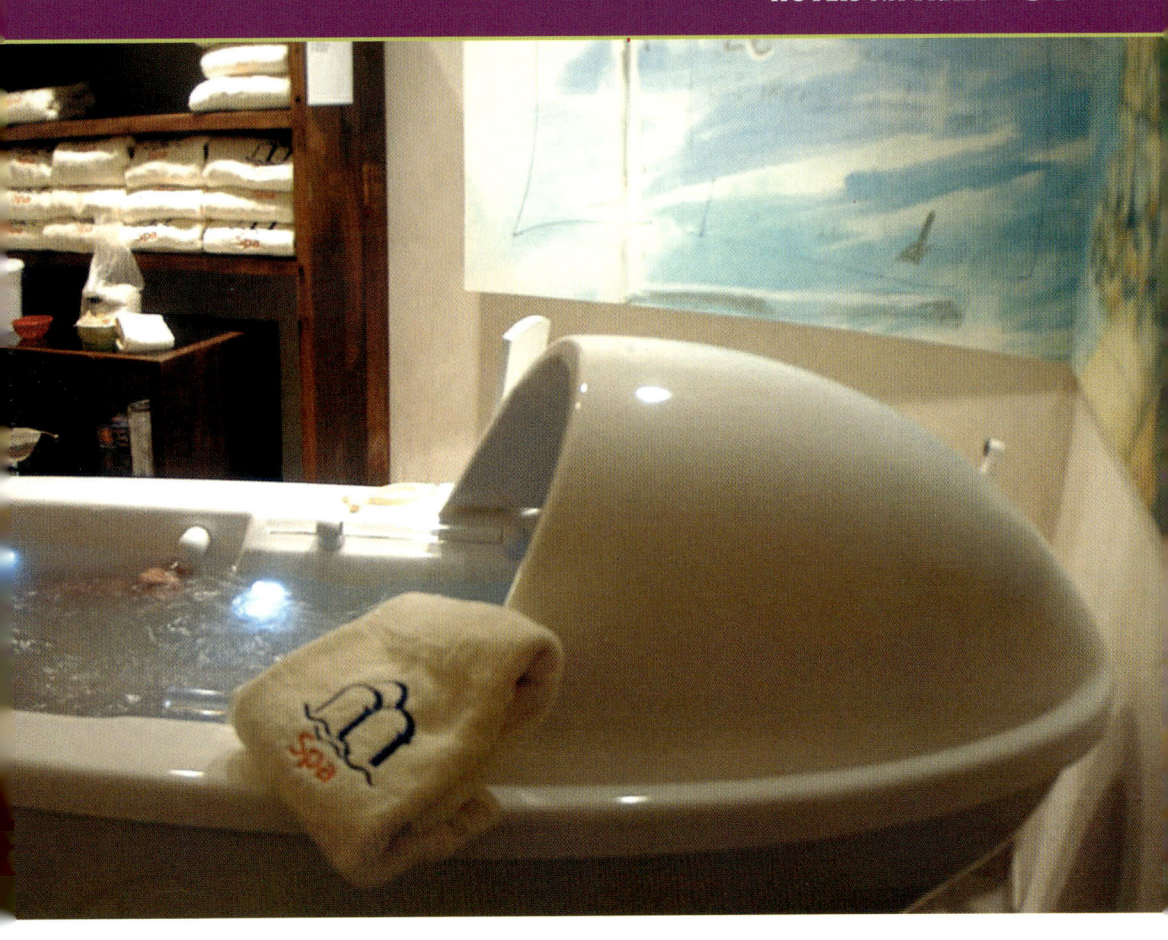

042

Primeiro é preciso que se tome consciência do problema. Tristeza? Ansiedade? Desânimo? Nervosismo? Para cada situação haverá uma combinação ideal de florais. Criado pelo médico inglês Edward Bach, o método usa a energia das flores para equilibrar as emoções humanas. Existe também a cromoterapia, que harmoniza o corpo pela vibração das cores – sempre através dos chacras, já que a cada um dos sete pontos energéticos do corpo corresponde uma cor.

As duas terapias são feitas no Nuvem Azul, a 15 minutos do centro de Guarapari e com apenas 12 apartamentos junto a praias, rochedos e à mata Atlântica, que pode ser percorrida por trilha. À mesa, a busca é por desintoxicação e reeducação alimentar. A dieta naturista, prescrita individualmente, não inclui carne vermelha e evita qualquer tipo de processamento de frutas, legumes e cereais: cozimento leve e trituração, sim; refinamento, branqueamento e conservação artificial, não. Tudo em nome de uma saúde equilibrada.

BR 101, km 344, (27) 3261-3693; www.spanuvemazul.com.br. **Preço:** R$ 760,00 (fim de semana em quarto duplo). **Inclui:** pensão completa, avaliação nutricional, atividades físicas monitoradas e três terapias por dia (cataplasma de argila, banho de ervas, aparelho para redução de medidas ou eliminação de toxinas).

## 043 PESTANA ANGRA
### (Angra dos Reis, RJ)

Origami, pintura em seda e cultivo de bonsai – além de ioga, pilates, tai chi chuan, meditação, canto, dança e expressão corporal – estão entre as atividades do Shishindo Nature Spa Zen, instalado no hotel Pestana Angra Beach Bungalows. Construído com materiais naturais, o spa tem gazebo com ofurô e vista para o mar, ducha Vichy Tropical, suíte de tratamentos para casais e banheira de ozoneoterapia. Os produtos usados são feitos a partir de princípios ativos encontrados na mata Atlântica, Amazônia e Ásia. Combinação semelhante se dá à mesa, com uma culinária que alia a tradição oriental à ocidental.

Na praia privativa, dá para intercalar o descanso nas espreguiçadeiras com o relaxamento ainda maior da Lomi Lomi, massagem de origem havaiana que usa mãos e antebraços para desbloquear a energia do corpo, fazendo-a circular e mandando embora ansiedade e pensamentos negativos. Antigamente, a Lomi Lomi era realizada apenas em templos – pense nisso e sinta-se tratado como os deuses.

Estrada Vereador Benedito Adelino, 3.700, Retiro, (24) 3364-2005; www.pestana.com.br. **Preço:** R$ 987,00 (uma noite no pacote Asia Tradition, em quarto individual) e R$ 637,00 (duplo). **Inclui:** café-da-manhã, dois tratamentos e atividades físicas.

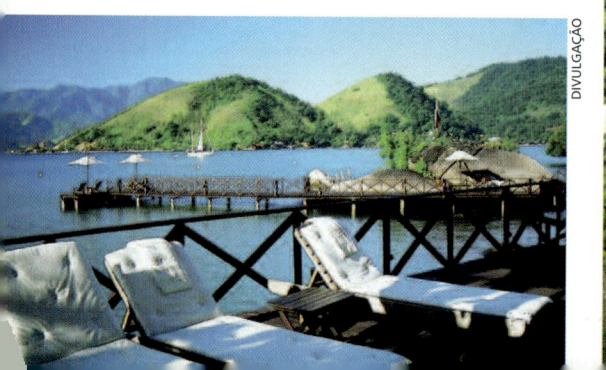

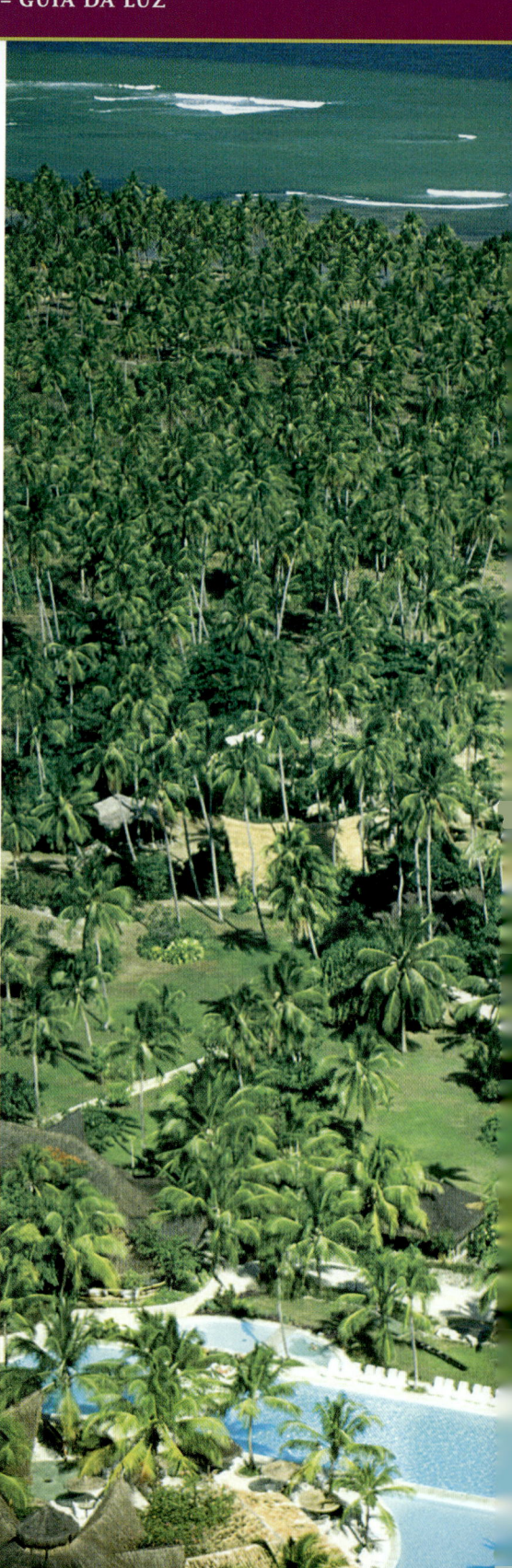

HOTÉIS NA PRAIA   53

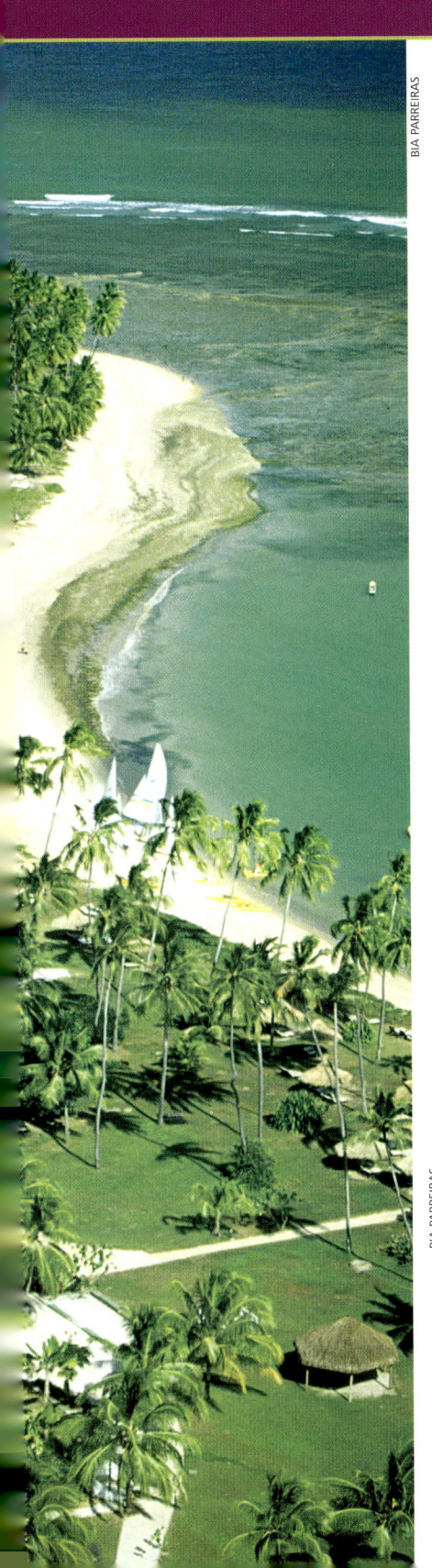

## PRAIA DO FORTE ECORESORT & THALASSO SPA
**(Praia do Forte, BA)**

044

É noite. Verão. Praia. Uma a uma, pequenas tartarugas rompem seus ovos e aglomeram-se na areia, em uma corrida rumo ao mar. Essa deliciosa cena, que leva os mais sensíveis a pensar sobre a fragilidade da vida e a beleza da criação, pode ser vista na praia do Forte, onde fica o Praia do Forte EcoResort & Thalasso Spa. E não são só as tartarugas que fazem valer o nome de "ecoresort": iguanas aparecem ao lado da piscina e micos visitam as varandas dos quartos.

A localização é privilegiada: a praia tem areias claras e recifes que formam piscinas naturais de águas mornas. É do mar, aliás, que vem um dos diferenciais do spa: a água é bombeada para um reservatório, filtrada, aquecida a 27 °C e usada nos tratamentos do spa. A ela podem ser adicionados fango, algas, óleos essenciais, vitamina C e água-de-coco. Com 50 mil m², a infra-estrutura impressiona. São três saunas, hidro, tanque de água gelada, piscina aquecida com jatos, caminho de pedras, duchas escocesas, 21 salas para tratamentos e *fitness center* com área para pilates integrada à natureza, em espaço aberto e arejado.

Avenida do Farol, s/n, (71) 3676-1111; www.praiadoforte.com.br. **Preço:** R$ 1.090,00 (diária individual, mínimo de sete noites) e R$ 947,00 (duplo). No spa: programa Vitalidade, com quatro tratamentos, a R$ 420,00. **Inclui:** meia pensão, programação de lazer, esportes náuticos, equipamentos para mergulho livre, caminhadas ecológicas e passeios.

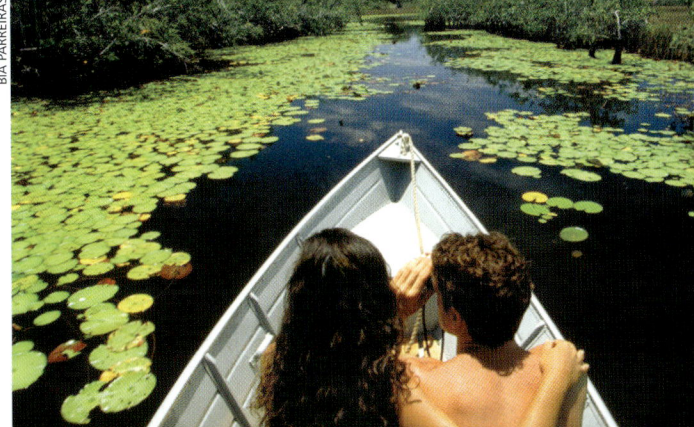

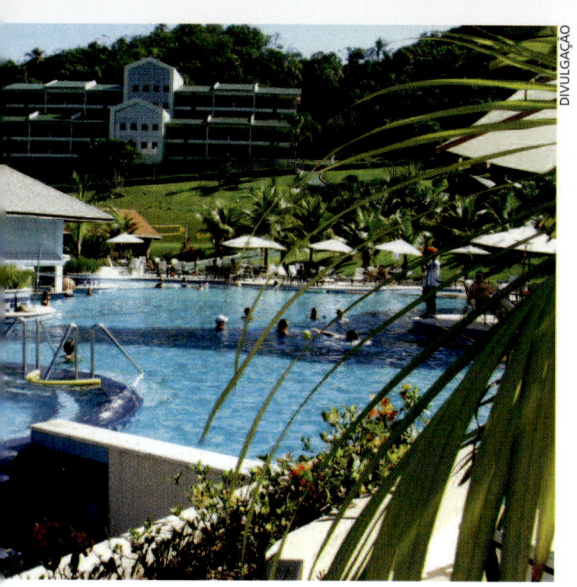

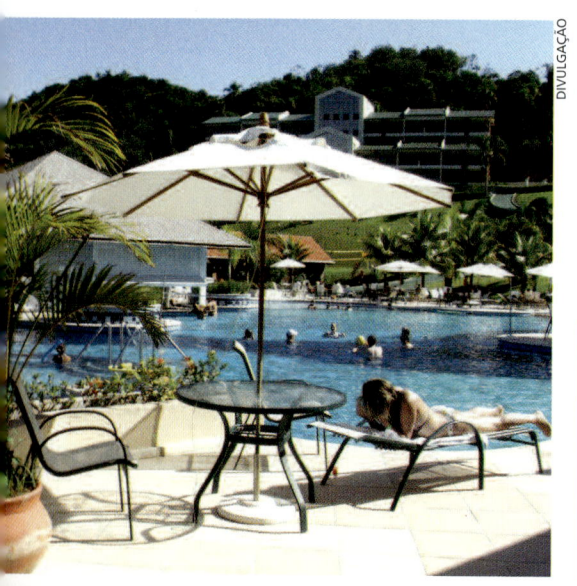

# RECANTO DAS ÁGUAS
### (Balneário Camboriú, SC)

Fica em frente ao mar de uma praia quase exclusiva, isolado por dois morros com mata Atlântica – e, para arrematar o clima de paraíso perdido, ainda tem massagem feita com óleo aquecido ao ritmo de música havaiana. A terapia é uma das especialidades do spa Praia dos Amores, que associa a medicina ortomolecular a tratamentos corporais como o termoaromático, que usa toalhas quentes para desintoxicar o organismo. Na terapia vital revigorante, uma massagem com sal grosso, óleos essenciais, mel e ervas medicinais colhidas em horta própria é feita sob duchas de água morna.

Supervisionada por uma nutricionista e uma médica, a alimentação é preparada de acordo com as suas preferências. Pode servir para combater o estresse, desintoxicar, proporcionar uma reeducação alimentar ou emagrecer – nesse caso, crianças e adolescentes participam de um programa especial, com acompanhamento médico, psicológico e de fisioterapeutas, além da bem-vinda distração das piscinas, das hidromassagens ou até, quem sabe, de uma visitinha ao parque vizinho Beto Carrero.

Estrada da Rainha, 800, Praia dos Amores, (47) 3261-0300; www.hotelrecantodasaguas.com.br. **Preço:** R$ 1.520,00 (fim de semana em apartamento duplo) e R$ 1.070,00 (individual). **Inclui:** avaliação antropométrica, física, nutricional e *check-up* médico, pensão completa, atividade física com *personal*, tratamentos de estética corporal e facial.

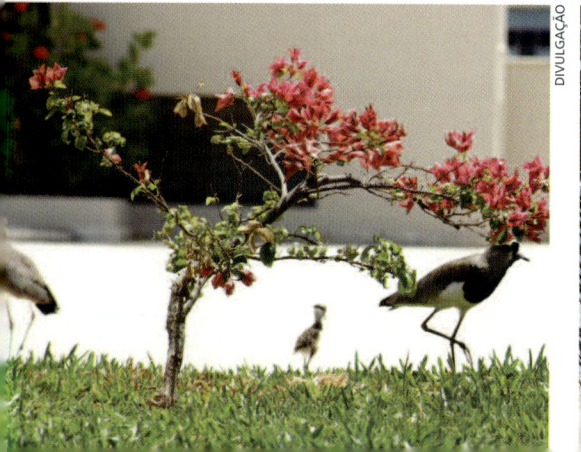

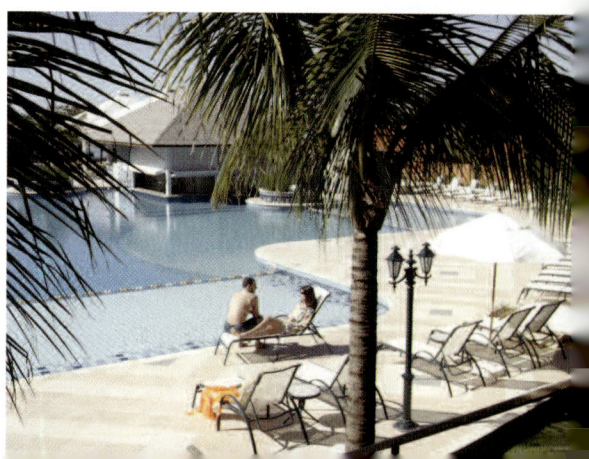

## 046 RITZ LAGOA DA ANTA
### (Maceió, AL)

Trazidas da Indonésia e instaladas em gazebos no meio de um jardim com vista para o mar, as banheiras de pedras vulcânicas para relaxantes banhos de imersão são exclusivas do hotel. Em cada uma, os elementos de lava vulcânica funcionam como potencializadores de energia e têm propriedades de tratamento reumatológico.

Para uma experiência oriental ainda mais completa, o negócio é hospedar-se em um dos quartos do quinto andar – de preferência nas suítes, com ofurô e vista para o mar. Nesse, que é chamado Bali Floor, toda a inspiração vem da ilha: móveis de bambu, cama com dossel, persianas de palhinha, tecidos esvoaçantes... tudo no melhor clima romântico, ideal para casais e proibido para crianças. Que Maceió o quê... a Indonésia é aqui.

Avenida Brigadeiro Eduardo Gomes, 546, praia Lagoa da Anta, (82) 2121-4000; www.ritzlagoadaanta.com.br. **Preço:** R$ 609,00 (diária em apartamento premium, duplo ou individual). Terapias de R$ 50,00 a R$ 100,00. **Inclui:** café-da-manhã.

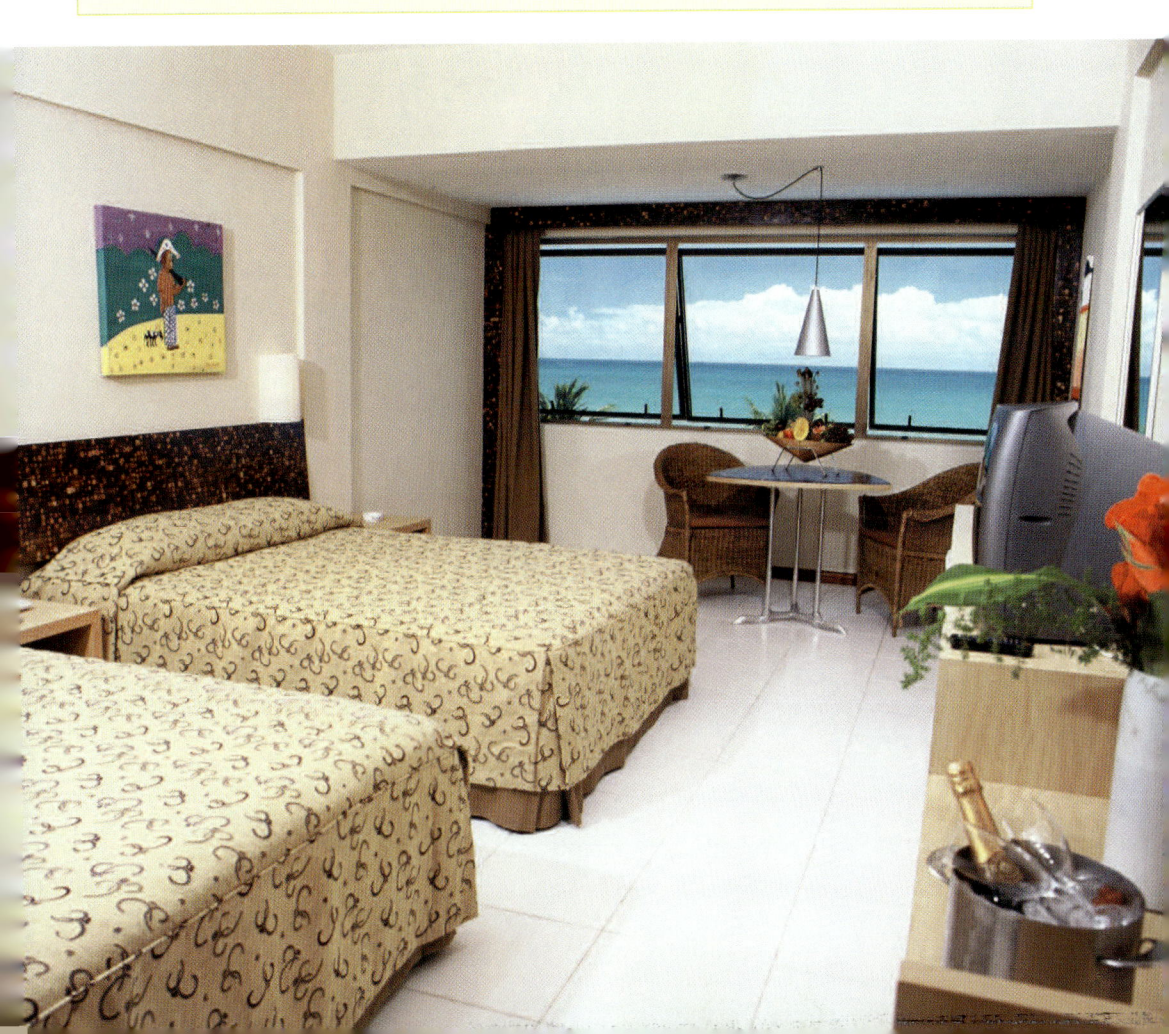

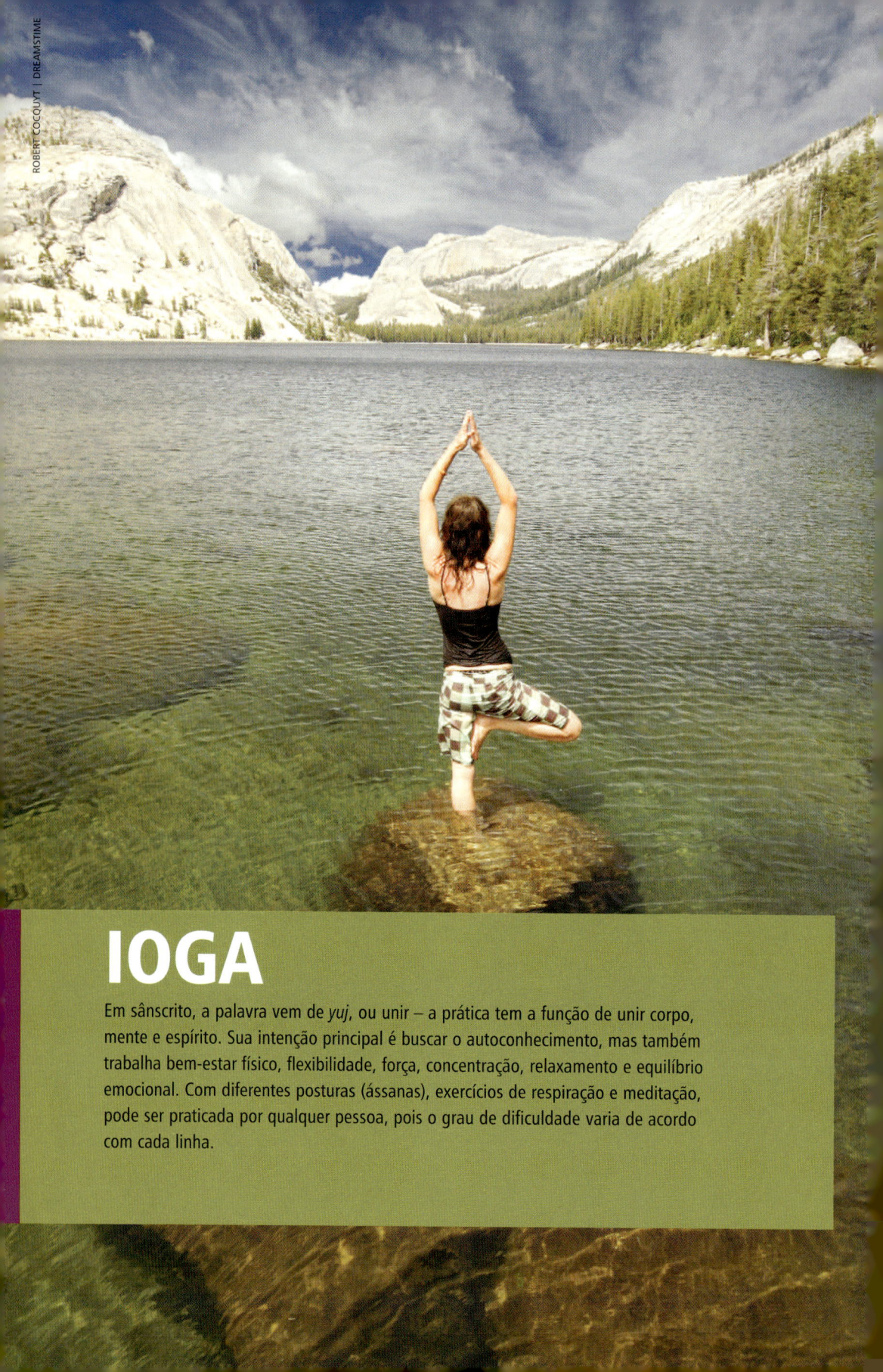

# IOGA

Em sânscrito, a palavra vem de *yuj*, ou unir – a prática tem a função de unir corpo, mente e espírito. Sua intenção principal é buscar o autoconhecimento, mas também trabalha bem-estar físico, flexibilidade, força, concentração, relaxamento e equilíbrio emocional. Com diferentes posturas (ássanas), exercícios de respiração e meditação, pode ser praticada por qualquer pessoa, pois o grau de dificuldade varia de acordo com cada linha.

MASSAGENS 57

## ASHTANGA VINYASA IOGA

Criada por Sri Krishna Pattabhi Jois no século XX, trabalha seis séries fixas de ássanas progressivamente mais difíceis, sempre coordenando respiração e movimento. Essa sincronia gera intenso calor interno, que provoca a transpiração – e o suor elimina as toxinas do corpo. Por exigir muito do físico, não é recomendada para iniciantes ou para quem tem como prioridade o relaxamento. Dessa linha originou-se a power ioga.

## HATA IOGA

É considerada a mãe da prática atual da ioga. *Hatha*, em sânscrito, significa "esforço extremo". Mas há outra teoria para a origem do nome: como *há* é sol e *tha* é lua, pode ser entendida como a busca do equilíbrio entre as forças solar (masculina) e lunar (feminina). Posterior à ioga clássica milenar criada pelo sábio Pátañjali, introduziu posturas e exercícios respiratórios que são hoje a base de quase todas as linhas da prática. Tem mais de 80 mil ássanas – mas os mais utilizados não passam de oitenta.

## IYENGAR IOGA

O método, criado há mais de quarenta anos por B. N. S. Iyengar, foi pensado para que qualquer um – iniciantes, crianças, idosos, pessoas com limitações físicas – pudesse experimentar a ioga. Para alcançar os ássanas e diminuir o risco de lesões são usados recursos como cintos, blocos e almofadas. Cada ássana é mantido por mais tempo e repetido várias vezes, buscando a perfeição no alinhamento postural.

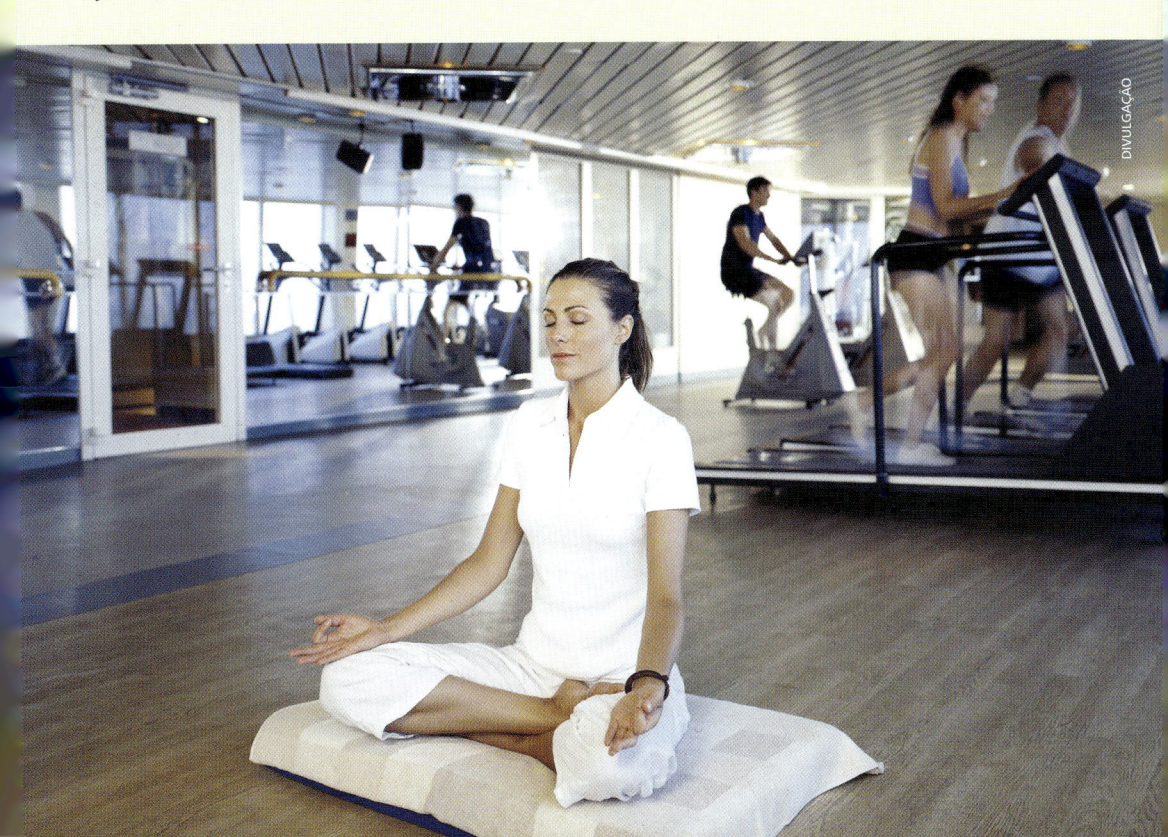

## 050 POWER IOGA

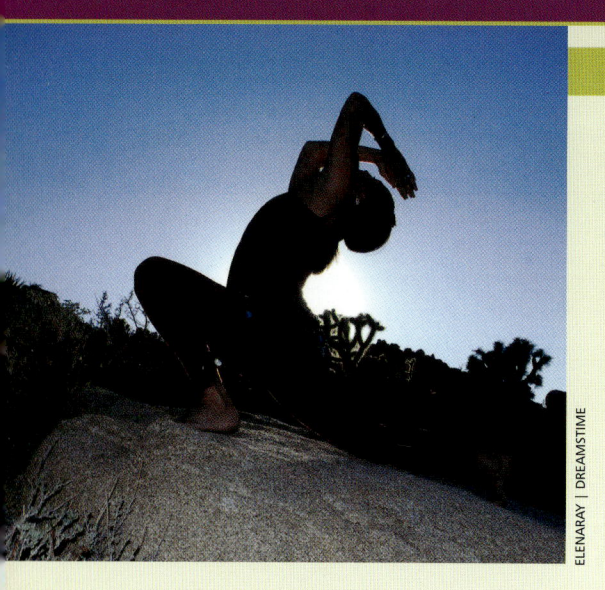

Desenvolvida nos Estados Unidos. Alguns mestres da ioga não reconhecem essa linha, pois consideram que ela não respeita as bases originais da prática. Descende principalmente da ashtanga e é a mais puxada de todas, focando no trabalho físico e combinando posturas em seqüências aleatórias com movimentos de respiração. Em geral, pede aquecimento muscular antes da prática para minimizar o risco de lesões. Indicada para praticantes com bom condicionamento físico.

## 051 SWÁSTHYA IOGA

Difundida no Brasil pelo mestre DeRose, criador da Uni-Yôga (primeira universidade de ioga do país), ela prioriza o tempo de permanência do aluno em cada um dos ássanas, que, em seqüência, formam um tipo de coreografia. É comum a vocalização de sons (mantras). Essa linha alega ser a sistematização da linhagem mais antiga do mundo – anterior à do sábio Pátañjali.

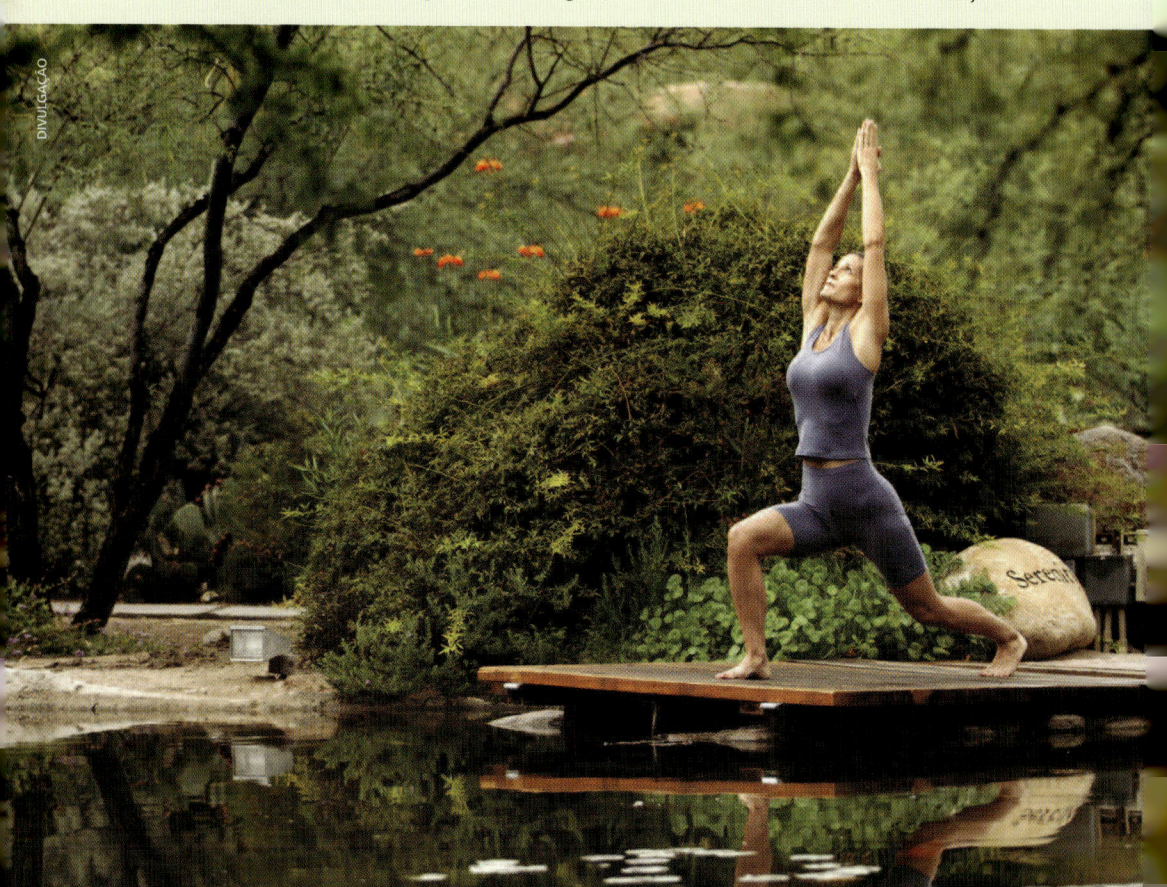

## 052 LIAN GONG

Ginástica terapêutica criada na segunda metade do século XX pelo ortopedista chinês Zhuang Yuan Ming. Baseada no Tui Na, milenar arte fisioterapêutica chinesa, engloba exercícios que atuam em articulações e tendões, e também fortalecem pulmão e coração. Os movimentos de alongamento, feitos em pé, agem de forma suave e geram tônus muscular, combatem enrijecimentos e lubrificam articulações. O foco está na correção postural, mas o lian gong também é bom contra estresse, ansiedade e nervosismo.

## 053 TAI CHI CHUAN

Essa famosa prática é um dos exercícios que compõem os quatro pilares da milenar medicina chinesa (medicação à base de ervas, acupuntura, Tui Na e exercícios terapêuticos). Criado como um tipo de arte marcial, é hoje reconhecido como uma forma de meditação em movimento. Visto por leigos, seus movimentos lembram os do lian gong e seguem treze posturas fundamentais.

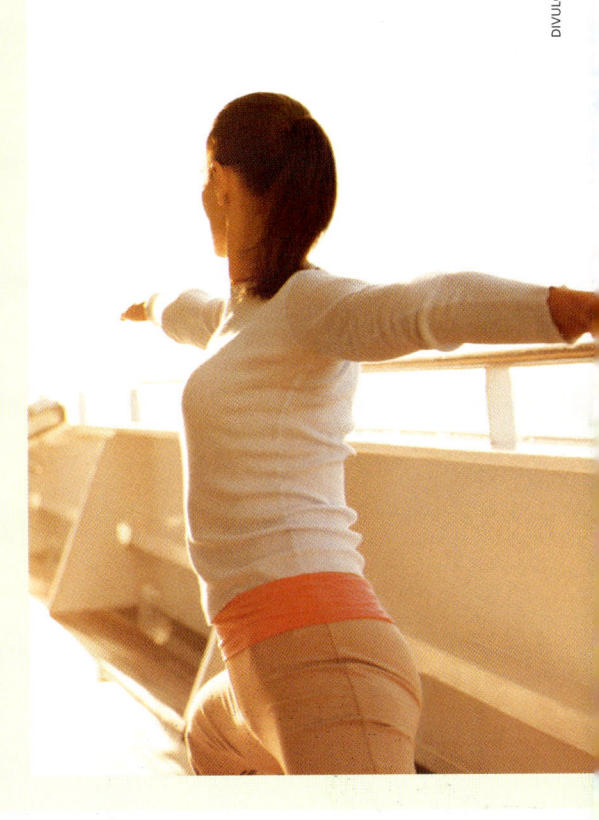

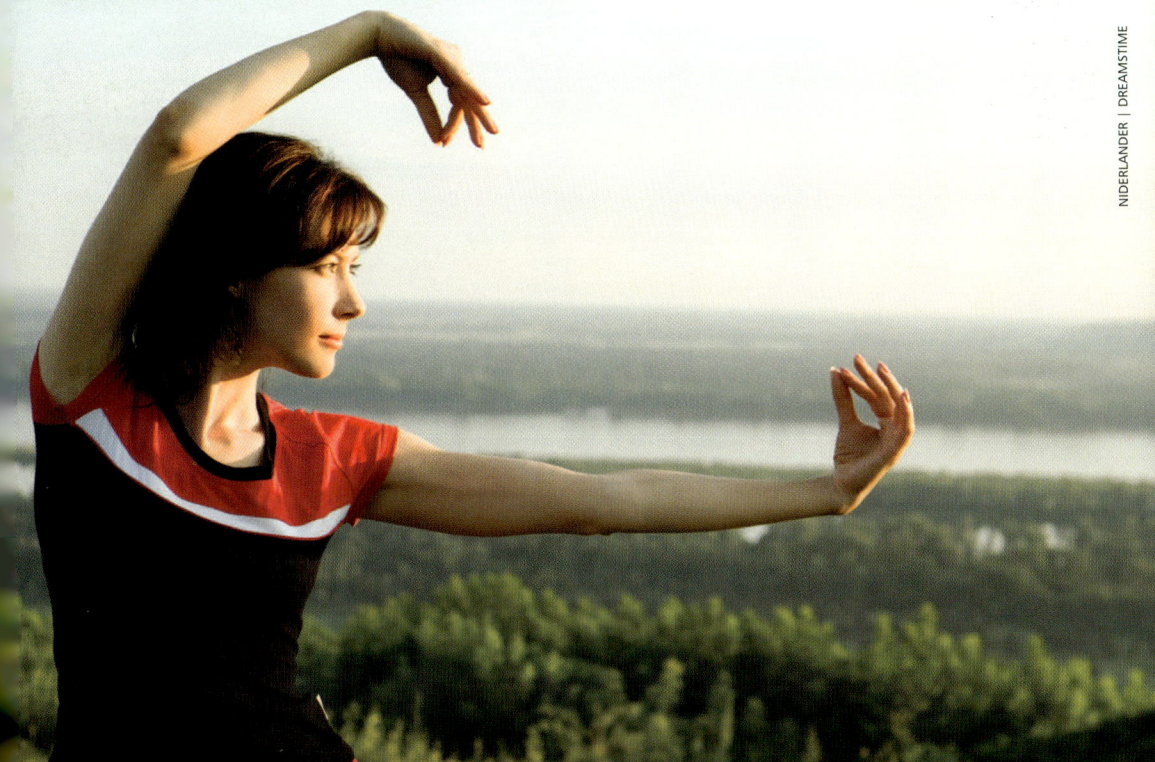

# HOTÉIS URBANOS

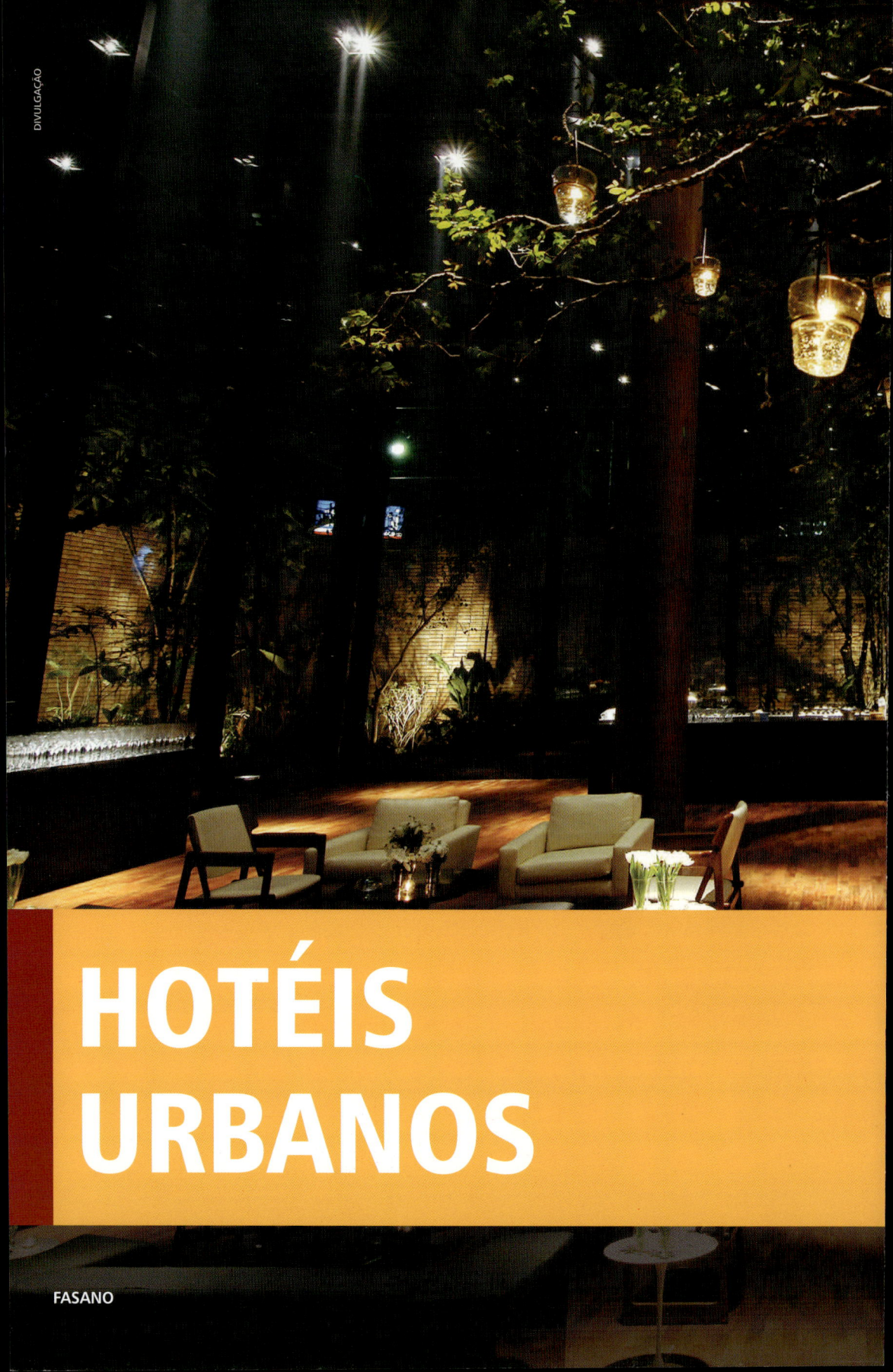

FASANO

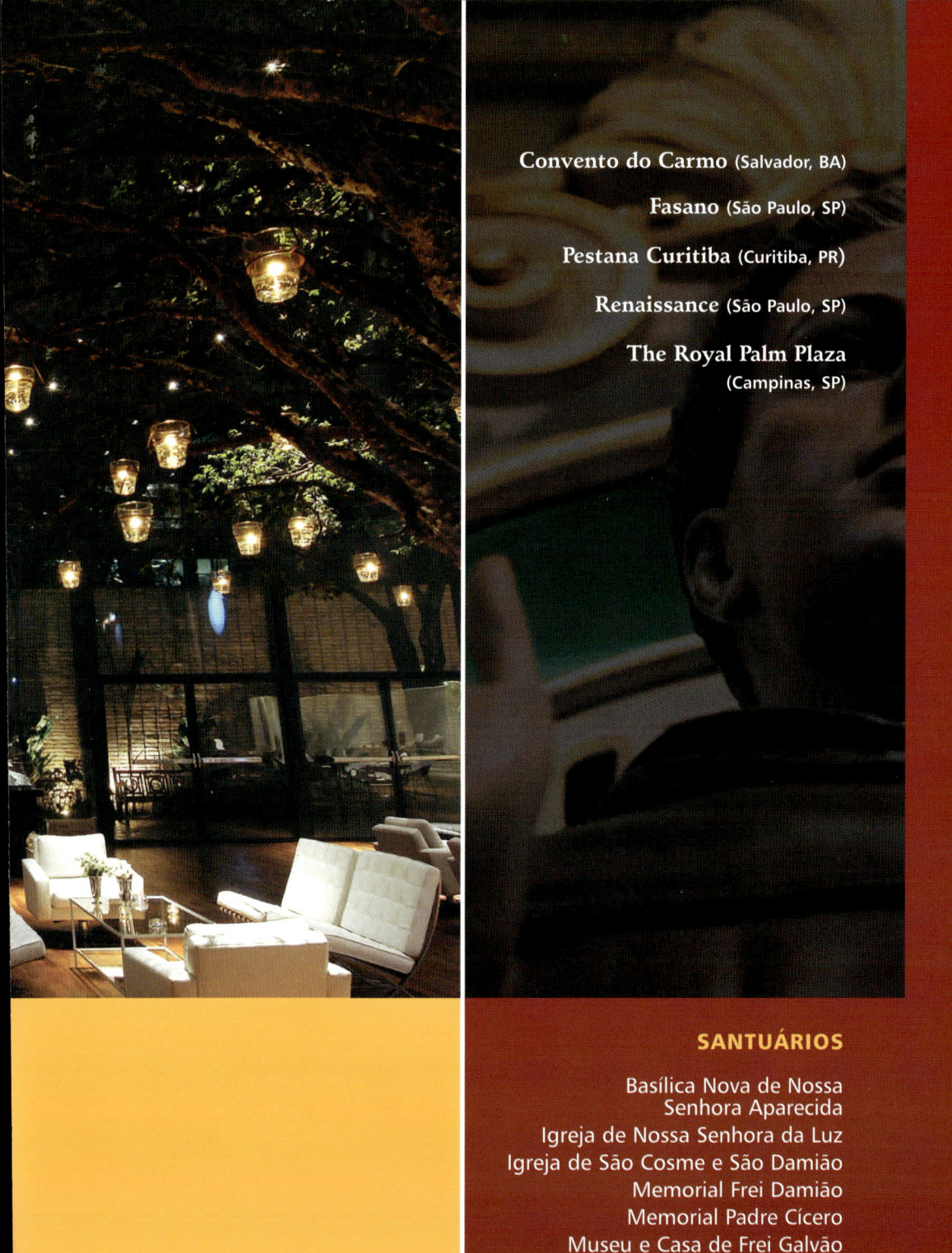

**Convento do Carmo** (Salvador, BA)

**Fasano** (São Paulo, SP)

**Pestana Curitiba** (Curitiba, PR)

**Renaissance** (São Paulo, SP)

**The Royal Palm Plaza** (Campinas, SP)

## SANTUÁRIOS

Basílica Nova de Nossa Senhora Aparecida
Igreja de Nossa Senhora da Luz
Igreja de São Cosme e São Damião
Memorial Frei Damião
Memorial Padre Cícero
Museu e Casa de Frei Galvão
Santuário Santa Paulina
Santuário de N.S. de Caravaggio

## 054 CONVENTO DO CARMO
**(Salvador, BA)**

A cabine telefônica já foi um confessionário. Onde era uma capela, com painéis de azulejos portugueses do século XVII, fica a sala de refeições. Em alguns quartos há "rezadeiras", pequenos bancos que os frades usavam para orar. Na decoração, um retábulo do século XVIII com a imagem de Nossa Senhora da Porta do Céu e *O Cristo da Coluna*, imagem de madeira com rubis como as chagas de Jesus. Acredite: estamos falando não dos cômodos reclusos de um mosteiro, mas de um hotel, e um dos mais elegantes do país. O Convento do Carmo, com suas referências à religiosidade católica, segue sendo um bom local para cuidar da alma – mesmo transformado em hotel caprichado, o local não perdeu a paz de seus ambientes monásticos.

Os 79 apartamentos ficam onde eram as celas dos religiosos: alguns mais aconchegantes, no sótão; outros, mais criativos, em formato duplex. Sempre com enxoval de algodão egípcio, menu de travesseiros e, na suíte master, até um mordomo. O convento já é membro da seleta associação The Leading Small Hotels of the World. Justo: não é qualquer lugar que tem uma piscina que, à primeira vista, parece mais uma fonte. A área de lazer tem sauna, hidro, *fitness center* e um spa que faz massagens, terapia de pedras quentes, acupuntura e reiki.

Rua do Carmo, 1, Pelourinho, (71) 3327-8400; www.conventodocarmo.com.br. **Preço:** R$ 818,00 (diária em quarto individual ou duplo). Tratamentos a partir de R$ 95,00. **Inclui:** café-da-manhã.

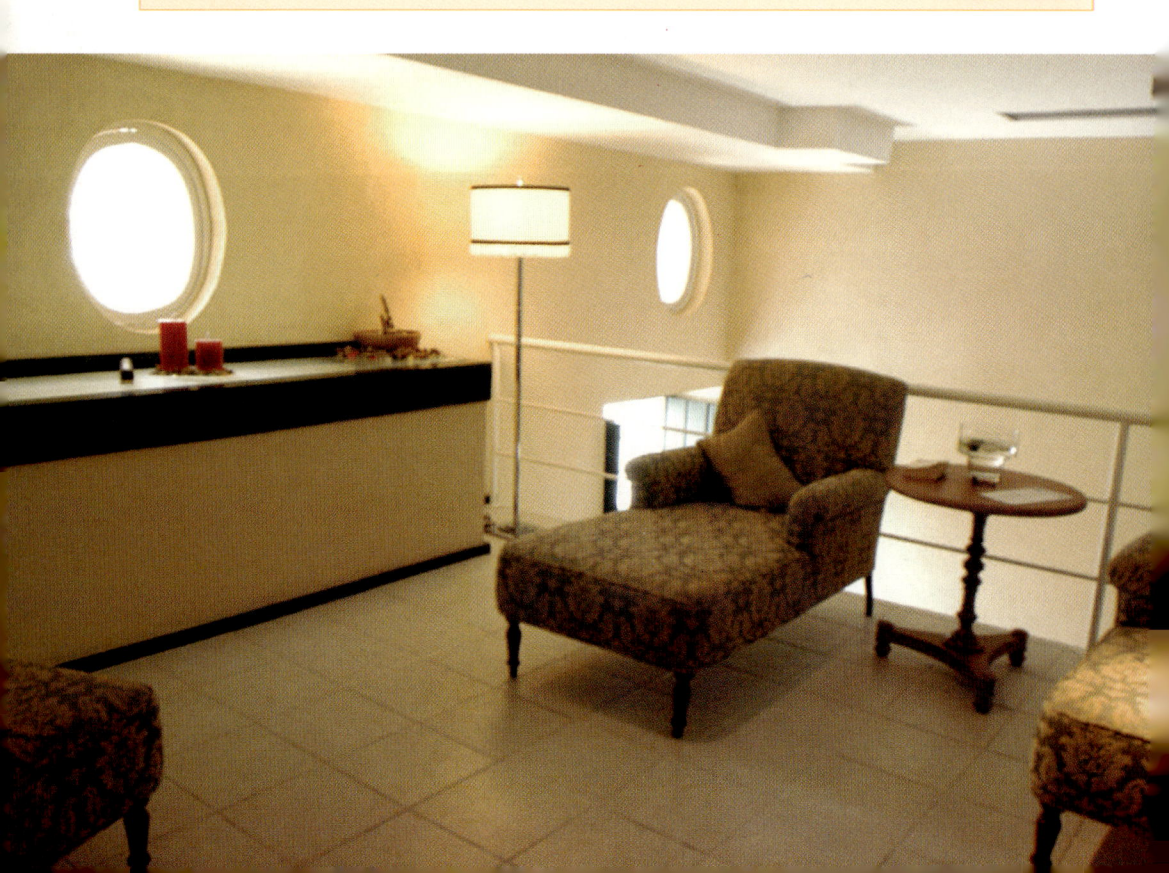

## 055 FASANO
**(São Paulo, SP)**

Setecentos mil reais: foi esse o valor gasto para subtrair os fios de iluminação e colocar mais árvores na pequena rua Vittorio Fasano, no bairro mais chique de São Paulo, à época da construção do hotel. Tudo para garantir uma chegada mais prazerosa e uma vista mais agradável aos hóspedes e aos freqüentadores do impecável restaurante Fasano.

Mas não é no térreo, e sim no topo do prédio, que encontra conforto quem fugiu das demandas da eletrizante capital paulista. São três andares voltados aos cuidados com o corpo, com piscina aquecida, saunas e salas de massagem com tratamentos como o shiatsu facial e a massagem *salt glow*, que combina esfoliação, hidratação e banho de ofurô. Depois você se acomoda em uma poltrona assinada pelo *designer* dinamarquês Hans Wegner e, ao lado da piscina, pode apreciar São Paulo vista do alto, em um raro momento em que aquele estresse lá de baixo não pode te atingir.

> Rua Vittorio Fasano, 88, Jardim Paulistano, (11) 3896-4000; www.fasano.com.br; **Preço:** R$ 714,00 (apartamento superior). Terapias variam de R$ 130,00 a R$ 180,00. **Inclui:** café-da-manhã e welcome massage.

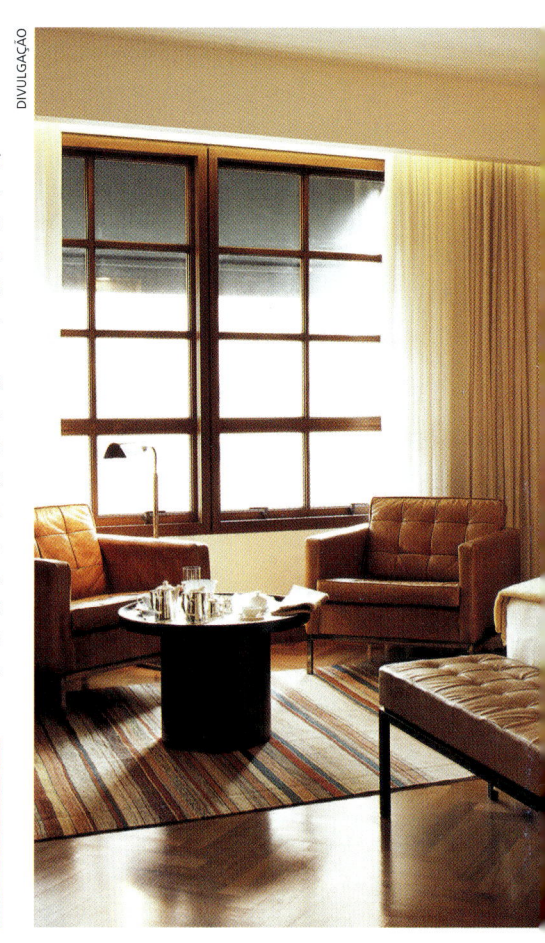

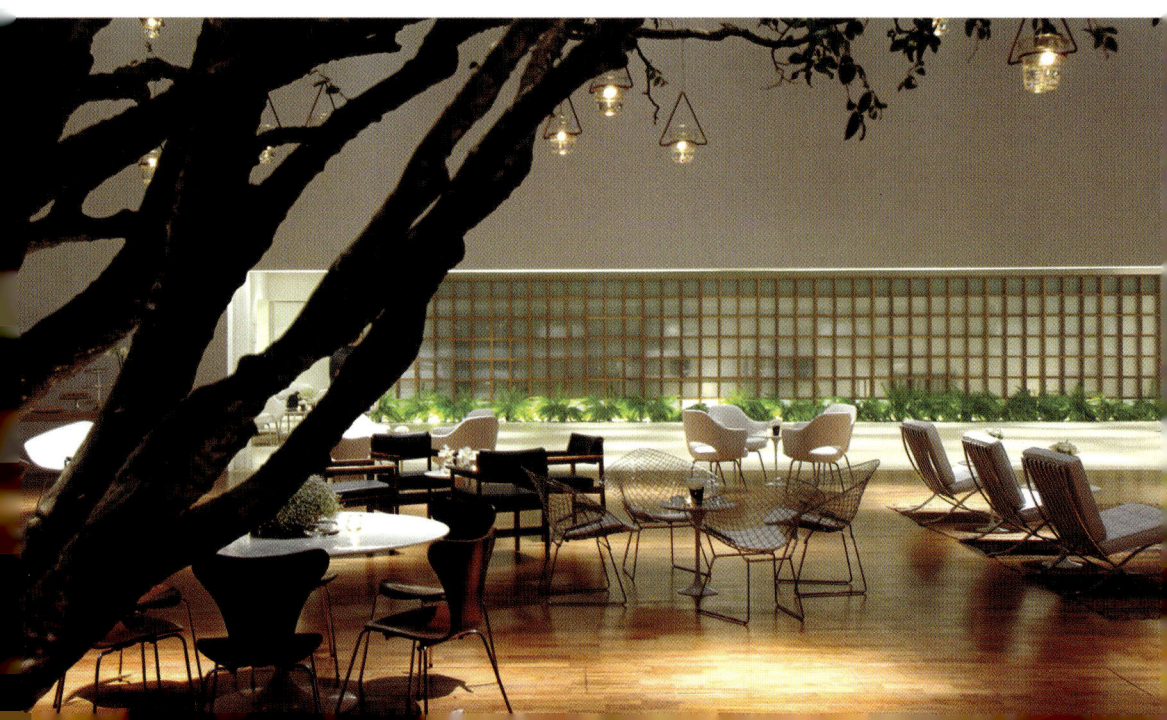

## PESTANA CURITIBA
**(Curitiba, PR)**

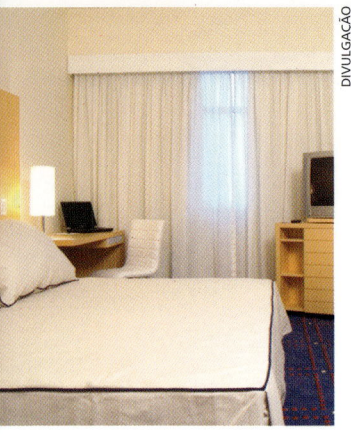

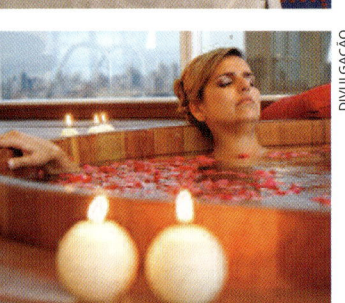

Apartamento só para mulheres? Tem. Onze deles. E apartamento *light*, existe isso? Sim, e são cinco. Para agradar às mulheres, os quartos têm *kit* com meias finas, grampos de cabelo, demaquilante e camareiras que desfazem as malas, passam as roupas e arrumam os armários. Para quem faz dieta, frigobar e cardápio hipocalóricos e uma balança no banheiro.

Na cobertura fica o Naga Spa by Shishindo. No alto do 21º andar se reúnem o *fitness center*, a piscina aquecida coberta, o ofurô, a sauna com aromaterapia e, naturalmente, uma bela vista da cidade. Entre os tratamentos, experimente a Terapia Facial com Pedras Naturais Preciosas ou a massagem nos pés ou nas mãos com Terapia das Pedras Curativas. Em ambas, pedras brasileiras se associam à sabedoria da medicina tradicional chinesa para promover a cura pela cromoterapia.

Rua Comendador Araújo, 499, Batel, (41) 3017-9900; www.pestana.com. **Preço:** R$ 210,00 (quarto individual) e R$ 235,00 (duplo). No spa, tratamentos a partir de R$ 40,00. **Inclui:** café-da-manhã e atividades físicas da academia.

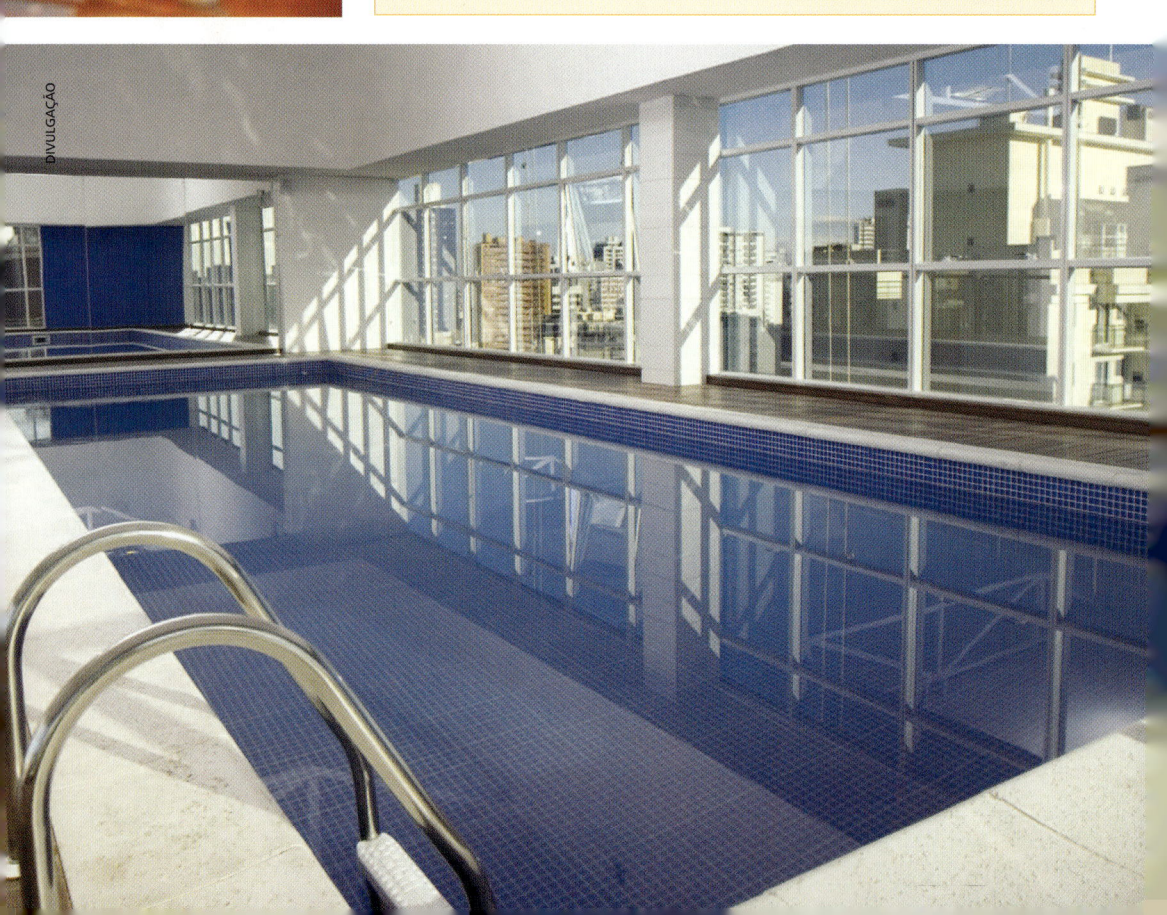

**HOTÉIS URBANOS** **65**

## 057 RENAISSANCE
**(São Paulo, SP)**

Na piscina aquecida ao ar livre ou na hidro cercada por grandes janelas de vidro, o olhar descansa no verde dos jardins. Esse cenário, improvável para uma cidade grande, existe no hotel Renaissance, a apenas uma quadra da eletrizante avenida Paulista. Para você se desplugar da tomada, tem também saunas seca e a vapor, quadra de squash, sala de ginástica com equipamentos de última geração, *personal trainner* e aulas de ioga.

Mas há quem precise de mais para se desligar do estresse, e por isso existe o spa. São quatro salas decoradas a partir dos elementos da natureza: terra, água, fogo e ar. Além disso, iluminação, aroma, temperatura, cores, texturas e som conspiram para recriar a atmosfera adequada a cada tratamento, seja ele feito por homens, mulheres ou casais.

Alameda Santos, 2.233, Jardim Paulista, 0800-703-1512 e (11) 3069-2233; www.marriott.com.br/saobr. **Preço:** R$ 1.115,00 (pacote Weekend Spa, individual) e R$ 1. 695,00 (duplo, em apartamento club). **Inclui:** *brunch* de domingo, chá da tarde, cinco tratamentos, sauna, jacuzzi e *fitness center*.

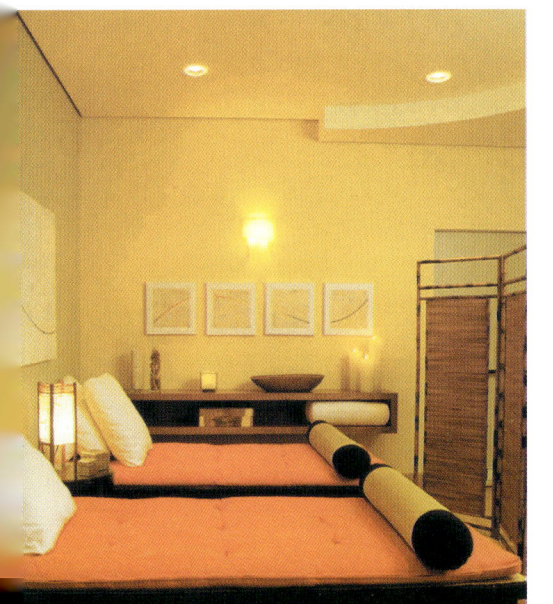

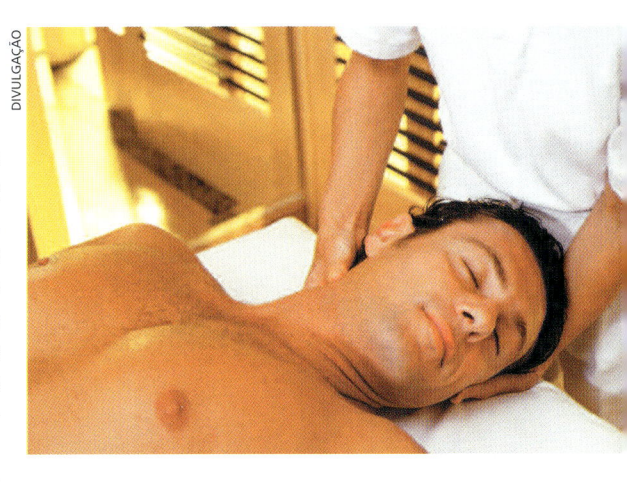

## 058 THE ROYAL PALM PLAZA
**(Campinas, SP)**

O nome entrega: no Shishindo Mandala Spa Zen, esvoaçantes cortinas de cores fortes enfeitam os ambientes preparados segundo os preceitos do *feng shui*. Há duas raias para watsu e espaços separados para atender homens, mulheres, casais e até crianças – elas podem se esbaldar nas hidromassagens com banho de espuma ou, quando bebês, receber a shantala, um tipo de massagem indiana.

Mas há outras maneiras de a garotada se divertir enquanto você aproveita o spa, um anexo do hotel com arquitetura campestre, varandas e grandes janelas de vidro. Vizinho do Hopi Hari e do Wet'n'Wild, o Royal Palm Plaza caprichou na criação dos próprios parques temáticos. O Miniville foi feito para os menorzinhos, e o Kata Kuka tem esportes radicais, labirintos, desafios, mistérios e atividades no estilo Indiana Jones.

Avenida Royal Palm Plaza, 277, Jardim Nova Califórnia, 0800-12-9085 e (19) 3738-8002; www.theroyal.com.br. **Preço:** R$ 455 (diária luxo individual) e R$ 775 (duplo). O Day Spa Relax (R$ 445) inclui quatro tratamentos, chá verde, piscinas de termoterapia, sauna e ducha com jatos laterais. **Inclui:** no individual, só café-da-manhã. No duplo, meia pensão.

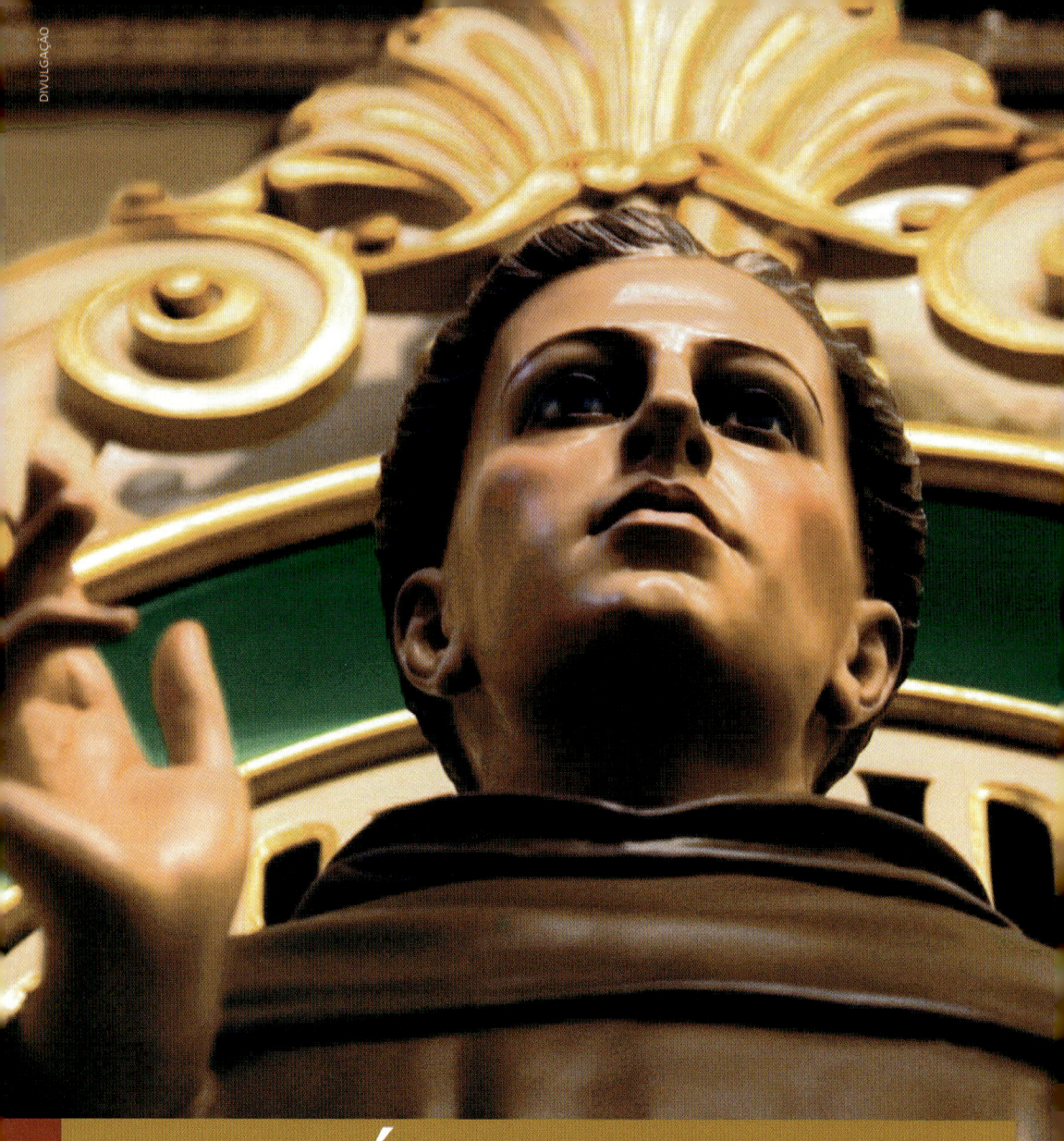

# SANTUÁRIOS

Ainda que reúnam muita gente, principalmente em cerimônias e ocasiões comemorativas, os santuários são lugares de silêncio e comunhão com o divino. Muitas vezes, o que se ouve é só o sussurrar das preces, o choro emocionado dos fiéis. Em datas especiais, a multidão se une num propósito comum: louvar, pedir e agradecer, em emocionantes manifestações de fé.

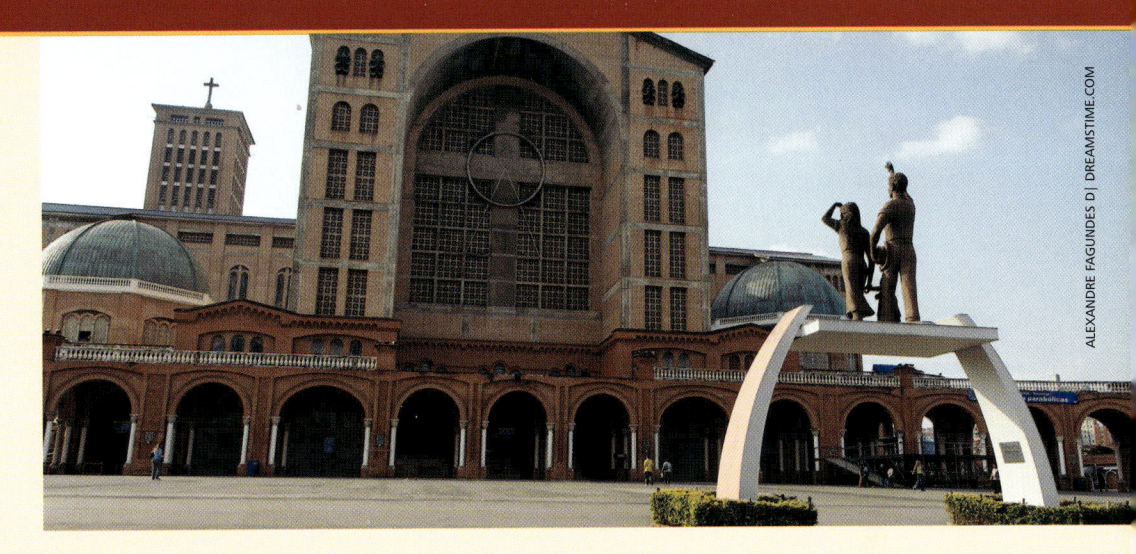

## BASÍLICA NOVA DE NOSSA SENHORA APARECIDA
**(Aparecida, SP)**

É o ponto alto da peregrinação católica do país por se tratar do maior santuário construído em homenagem à padroeira do Brasil – e um dos maiores templos católicos do mundo. A chamada basílica velha, erguida no século XIX, está ligada à basílica nova por uma passarela de 500 metros. Dentro do santuário fica a imagem de Nossa Senhora Aparecida, encontrada por pescadores no rio Paraíba do Sul, em 1717. Conta a história que, em época de vacas magras, depois de recolher da água a imagem da santa, as redes dos trabalhadores encheram de peixes. Hoje, o santuário recebe milhares de peregrinos durante o ano todo, principalmente no dia 12 de outubro, quando se comemora a festa da padroeira. O papa João Paulo II esteve no templo em 1980, e o papa Bento XVI, em maio de 2007.

Avenida Júlio Prestes, s/n, tel. (12) 3104-1000. www.santuarionacional.org.br.

## IGREJA DE NOSSA SENHORA DA LUZ
**(São Paulo, SP)**

Funciona junto do belíssimo Museu de Arte Sacra Paulistano e atrai centenas de fiéis toda semana para orar pelo frei Antônio de Sant'Ana Galvão, primeiro santo brasileiro, canonizado pelo Papa Bento XVI durante sua visita ao Brasil em 11 de maio de 2007. Frei Galvão (1739-1822) nasceu em Guaratinguetá, interior de São Paulo, e trabalhou catorze anos de sua vida como arquiteto, mestre-de-obras e pedreiro para construir essa igreja, inaugurada em 15 de agosto de 1802.

Hoje, centenas de pessoas procuram o templo semanalmente em busca das pílulas milagrosas de frei Galvão. Trata-se de pequenos pedaços enrolados de papel que contêm orações e pedidos de intercessão divina – segundo os fiéis, é por essa forma que o frei opera seus milagres.

Avenida Tiradentes, 676, Luz, tel. (11) 3326-1373.

## 061 IGREJA DE SÃO COSME E SÃO DAMIÃO
**(Igarassu, PE)**

A apenas 42 km de Recife, Igarassu guarda um dos mais antigos conjuntos arquitetônicos do Brasil e uma de suas igrejas pioneiras, erguida em 1535. Mesmo com as modificações na fachada e no interior, feitas ao longo do tempo, a estrutura da construção foi preservada – o altar lateral, do século XVI, ainda é original (o principal data do século XVIII). Construída sobre um outeiro, a igreja foi dedicada aos santos gêmeos Cosme e Damião a mando de Duarte Coelho, primeiro donatário da capitania de Pernambuco, como forma de agradecer sua vitória sobre os invasores franceses. Anexo ao santuário, um Museu Histórico guarda mais de duzentas peças, como armas, objetos utilitários e obras sacras dos séculos XVI ao XIX.

Largo São Cosme e São Damião, s/n, tel. (81) 3543-0518.

## 062 MEMORIAL FREI DAMIÃO
**(Guarabira, PB)**

Em julho de 1995, uma procissão com o frei Damião reuniu em Guarabira cerca de 80 mil pessoas, quase o dobro da população da cidade na época. Foi o bastante para que o município resolvesse homenagear o religioso com a inauguração, em dezembro de 2004, do Memorial Frei Damião, onde há museu e uma portentosa estátua de concreto do missionário capuchinho. O colosso tem 22 metros de altura (mais 12 metros de pedestal) e pesa 750 toneladas. No alto da serra da Jurema, a 347 km de altitude e a 3 km do centro de Guarabira, oferece vista privilegiada da área urbana da cidade. Tem lanchonete, loja, sala de ex-votos e museu com imagens, objetos e painéis que contam a vida do frei. Aos domingos, quando ônibus de excursão despejam centenas de romeiros no memorial, os visitantes podem presenciar intensas demonstrações de fé. Na subida para o complexo, às margens da estrada asfaltada, 15 conjuntos de imagens em tamanho natural representam a Via-Sacra. O cruzeiro estilizado, de 1966, foi pintado pelo artista plástico pernambucano Francisco Brennand.

Memorial Frei Damião, s/n.

## 063 MEMORIAL PADRE CÍCERO
**(Juazeiro do Norte, CE)**

"Padim Ciço" (1844-1934), um dos filhos mais famosos do Ceará, foi também um dos religiosos mais conhecidos – e controversos – do país. Consta que, em 1889, uma hóstia distribuída em comunhão por padre Cícero transformou-se em sangue. Com isso, e com a transformação de Juazeiro em centro de romaria, o religioso passou a ser alvo de inveja, intriga e perseguições. Depois de uma série de disputas, ele foi banido de sua ordem e proibido de rezar missas, o que serviu apenas para mudar as peregrinações de lugar: em lugar da igreja, todos iam em busca do padre em sua própria casa. O memorial reúne um interessante e bem montado acervo de objetos pessoais, pinturas e fotos ligadas à vida de Cícero Romão Batista. Em frente ao santuário fica a igreja do Perpétuo Socorro, onde está sua sepultura.

Praça do Cinqüentenário, tel. (88) 3511-4487. www.padrecicero.com.br

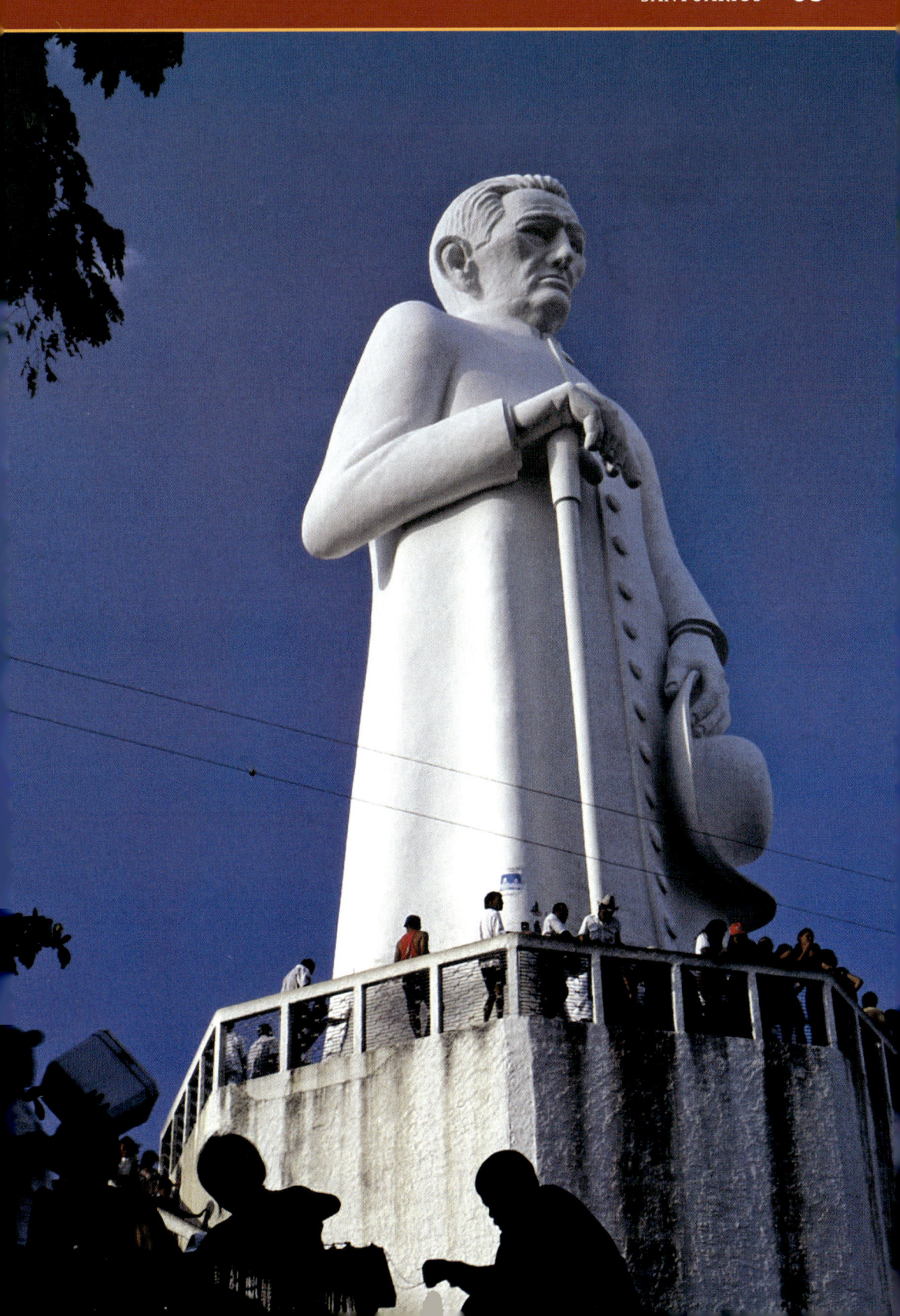

SANTUÁRIOS **69**

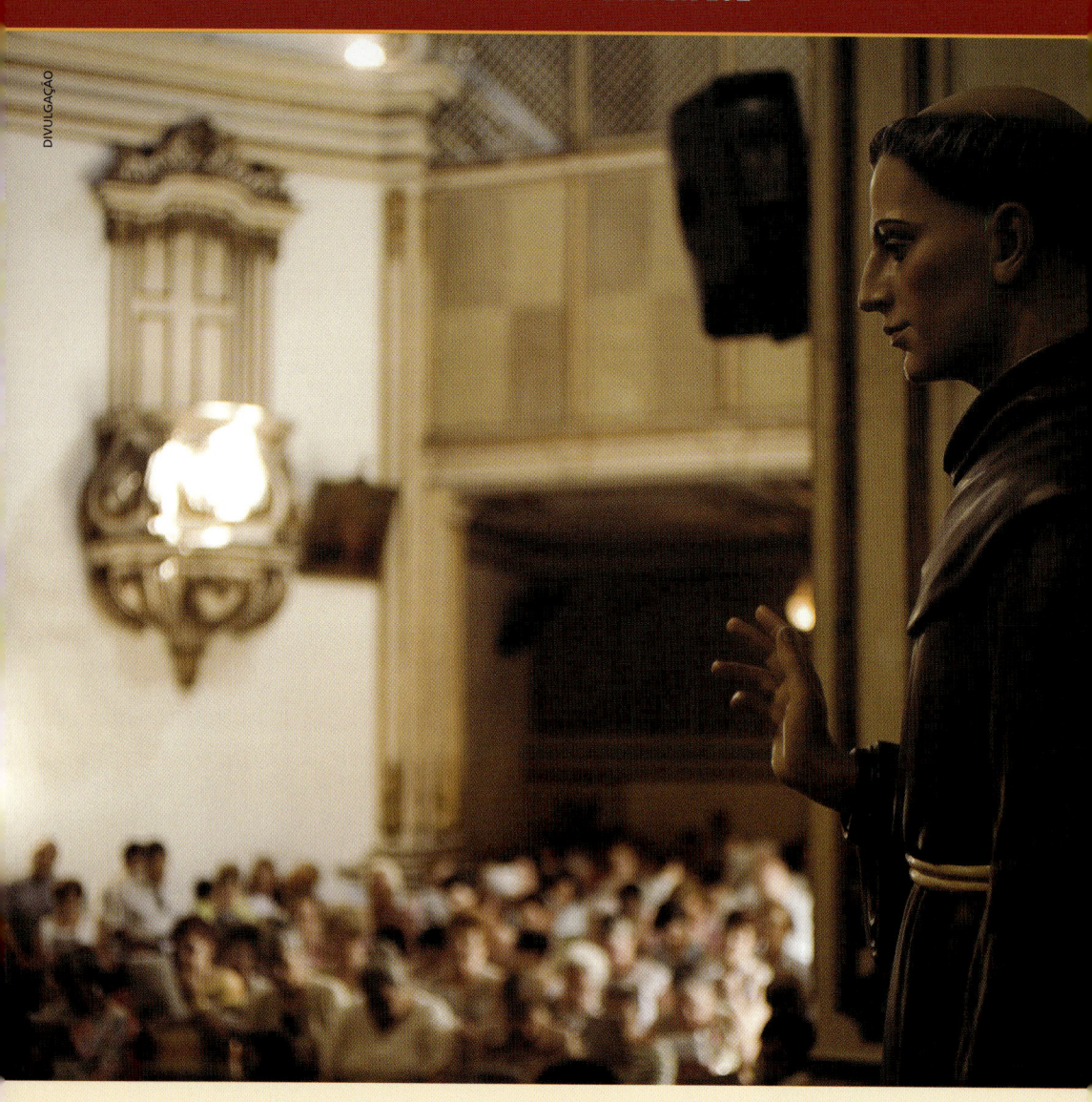

## MUSEU E CASA DE FREI GALVÃO
**064**
**(Guaratinguetá, SP)**

Frei Antônio de Sant'Ana Galvão, o primeiro santo a nascer em solo brasileiro, era natural de Guaratinguetá, município à beira da Via Dutra. A cidade guarda dois locais que preservam relíquias e objetos relacionados ao santo. No Museu Frei Galvão há arte sacra, artesanato regional, documentos e peças históricas. No andar de baixo fica uma galeria com pinturas e esculturas feitas em homenagem ao frei. Veja também a Casa de Frei Galvão, local de nascimento do religioso. Conserva sala de relíquias com objetos pessoais, relatos de milagres, pedidos e agradecimentos dos devotos.

Praça Conselheiro Rodrigues Alves, 48, tel. (12) 3122-3674 (museu); Rua Frei Galvão, 78, tel. (12) 3132-4406 (casa).

## SANTUÁRIO SANTA PAULINA
**(Nova Trento, SC)**

A canonização de madre Paulina, em 2002, depois da confirmação de dois milagres pelo Vaticano, chamou a atenção para Nova Trento, cidade que continua pacata – as pousadas só lotam em datas especiais, como a Festa de Santa Paulina, em julho. A primeira santa brasileira nasceu em Trento, na Itália, em 1865, e dez anos mais tarde chegou ao Brasil com levas de imigrantes. Começou a trabalhar para a igreja visitando doentes e ensinando catecismo às crianças. A obra cresceu, ganhou adeptas e se transformou na Congregação Filhas da Imaculada Conceição. Em 1903, madre Paulina mudou-se para São Paulo, onde fundou outras casas e também cuidou de crianças, idosos e doentes. Ela morreu na capital paulista em 1942.

Com duzentos lugares, a pequena igreja de Nossa Senhora de Lourdes, no centro do santuário, já não comporta os devotos de Amabile Lucia Visitainer, a madre Paulina – daí o templo para 3.500 pessoas, com cenário mecanizado que representa a biografia da santa. A igreja de Nossa Senhora do Bom Socorro, no alto do morro da Cruz, tem vista de toda a região.

Acesso pela estrada para Brusque, tel. (48) 3267-3030. www.santuariosantapaulina.org.br

## SANTUÁRIO DE N.S. DE CARAVAGGIO
**(Farroupilha, RS)**

Tudo começou em 26 de maio de 1492, na cidade de Caravaggio, encravada entre Milão e Veneza, no norte da Itália. Foi quando Joaneta Varoli, uma piedosa camponesa, avistou uma imagem que se anunciou como Nossa Senhora. A transferência de seu culto para o Brasil aconteceu no final do século XIX, com a chegada dos primeiros imigrantes italianos no Rio Grande do Sul.

Hoje, romeiros de todo o país vêm visitar as duas igrejas: a mais nova, de 1963, e a antiga, de 1890. Tida por muitos como a mais interessante, a capela mais velha tem ornamentação simples, portas pesadas, paredes pintadas com imagens sacras, oratórios e algumas imagens do século XIX. Na sala de ex-votos, dezenas de fotos, bilhetes, bengalas, pernas e braços de gesso, terços e cruzes são colocados pelos fiéis em agradecimento aos milagres recebidos. O santuário atual tem estilo romano e capacidade para 2 mil pessoas.

Acesso pela RS-453 p/ Bento Gonçalves (distrito de Caravaggio), tel. (54) 3260-5166. www.caravaggio.org.br

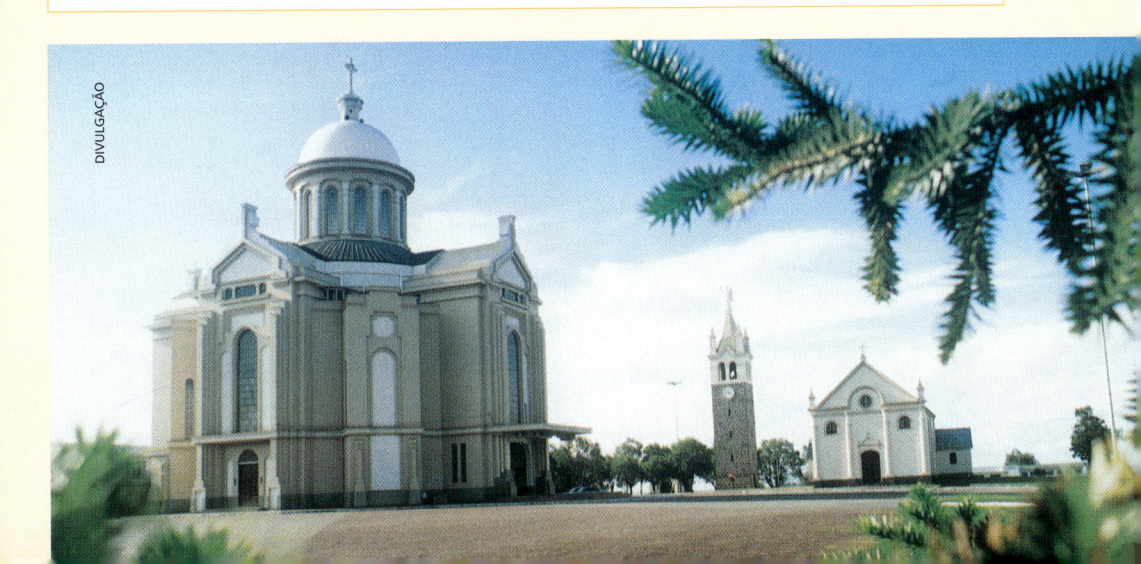

JOAO RAPOSO

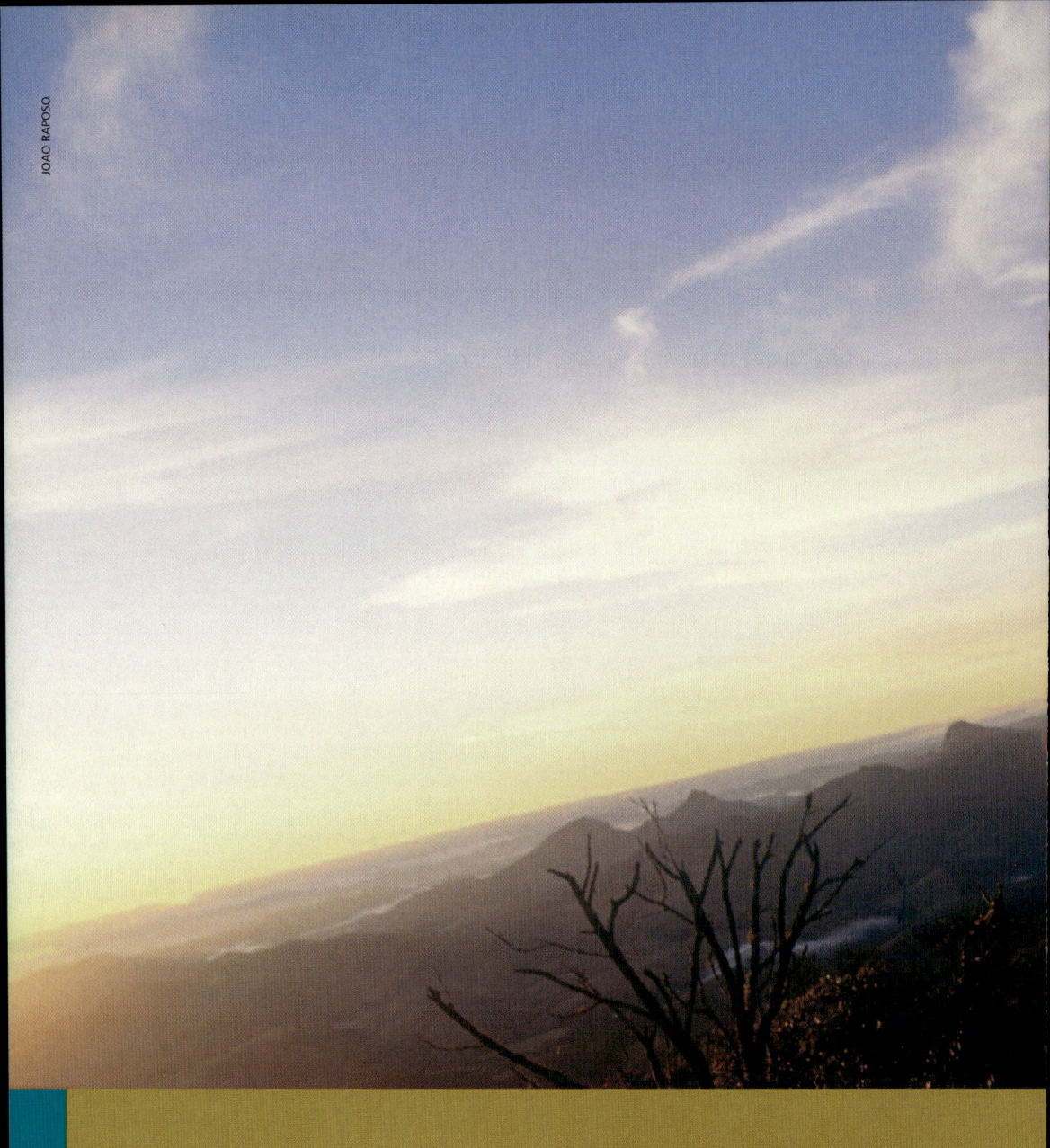

# CIDADES ESPECIAIS

VALE DO MATUTU

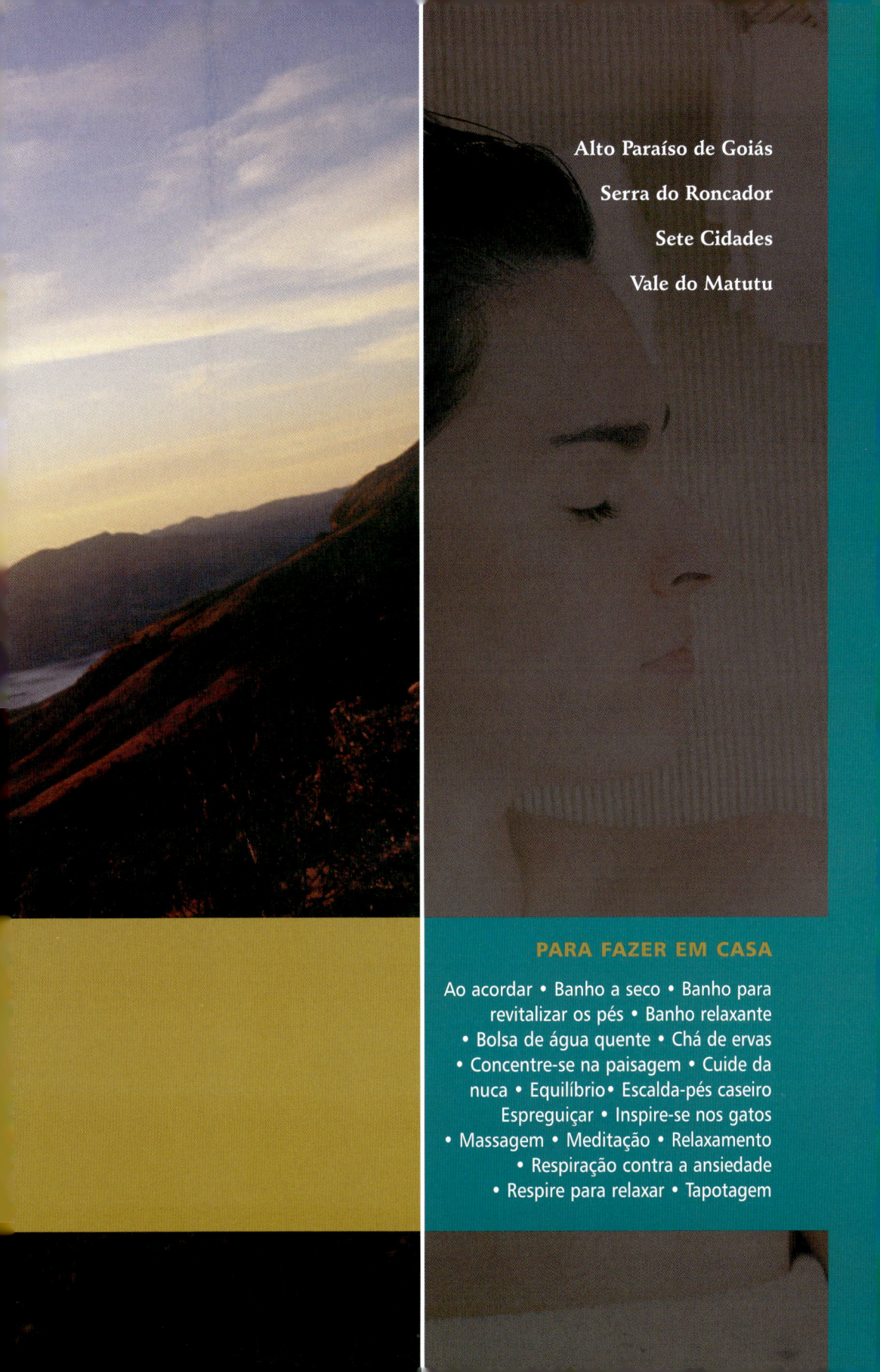

Alto Paraíso de Goiás

Serra do Roncador

Sete Cidades

Vale do Matutu

## PARA FAZER EM CASA

Ao acordar • Banho a seco • Banho para revitalizar os pés • Banho relaxante • Bolsa de água quente • Chá de ervas • Concentre-se na paisagem • Cuide da nuca • Equilíbrio • Escalda-pés caseiro Espreguiçar • Inspire-se nos gatos • Massagem • Meditação • Relaxamento • Respiração contra a ansiedade • Respire para relaxar • Tapotagem

## 067 ALTO PARAÍSO DE GOIÁS

Quando bate a lua cheia, as rochas cintilam. E, durante o dia, conforme muda a luz do sol, elas também mudam de tom. Assim é o Vale da Lua, lugar rochoso esculpido pelas águas do rio São Miguel, com crateras que abrigam piscinas naturais esverdeadas. Essa paisagem única, que parece coisa do outro mundo, é a mais intrigante da região de Alto Paraíso, na Chapada dos Veadeiros.

Atravessada pelo paralelo 14, o mesmo que passa por Machu Picchu, no Peru, Alto Paraíso é um dos mais tradicionais pontos de encontro da turma esotérica. Como têm o hábito de usar cristais para purificar e energizar, não é à toa que eles vão para lá: a região da Chapada se assenta sobre uma imensa placa de quartzo – o que a torna, segundo a Nasa, o ponto de maior brilho do planeta.

Nesse coração magnético do Brasil não faltam construções em forma de pirâmide e de cúpula, para concentrar ainda mais energia. Entre os pontos preferidos dos visitantes está o Jardim Zen, às margens da GO-118, onde pedras se alinham na forma de um altar primitivo. O florido Jardim Maytréia, com veredas de buritis, é procurado para meditação. E no topo da montanha da Baleia há quem jure já ter visto óvnis – ou estrelas cadentes.

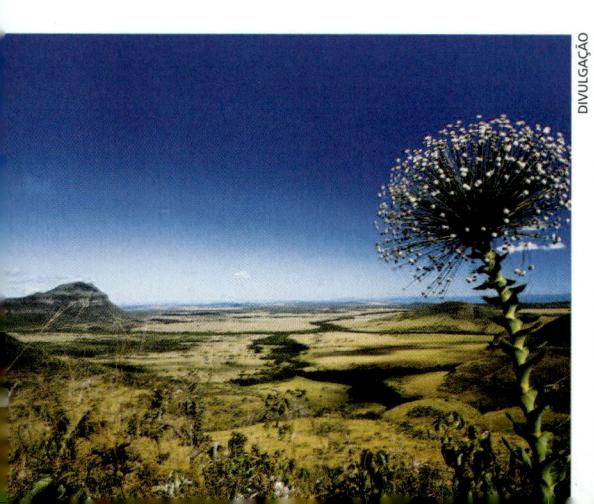

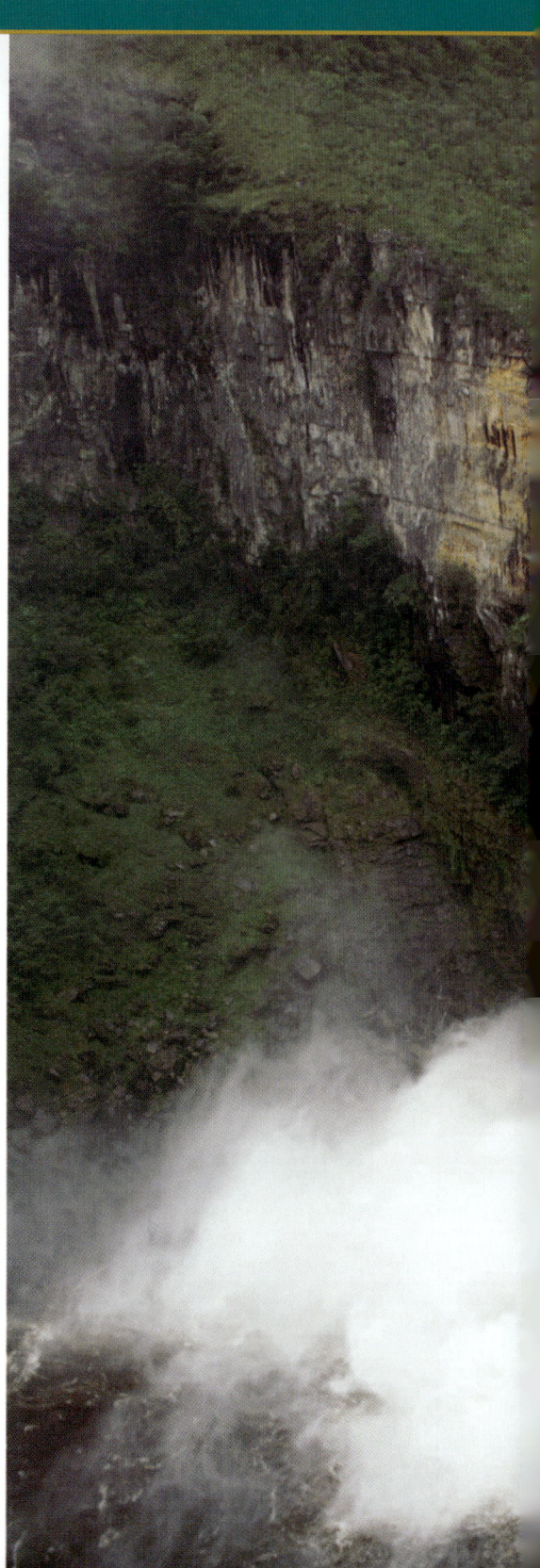

CIDADES ESPECIAIS 75

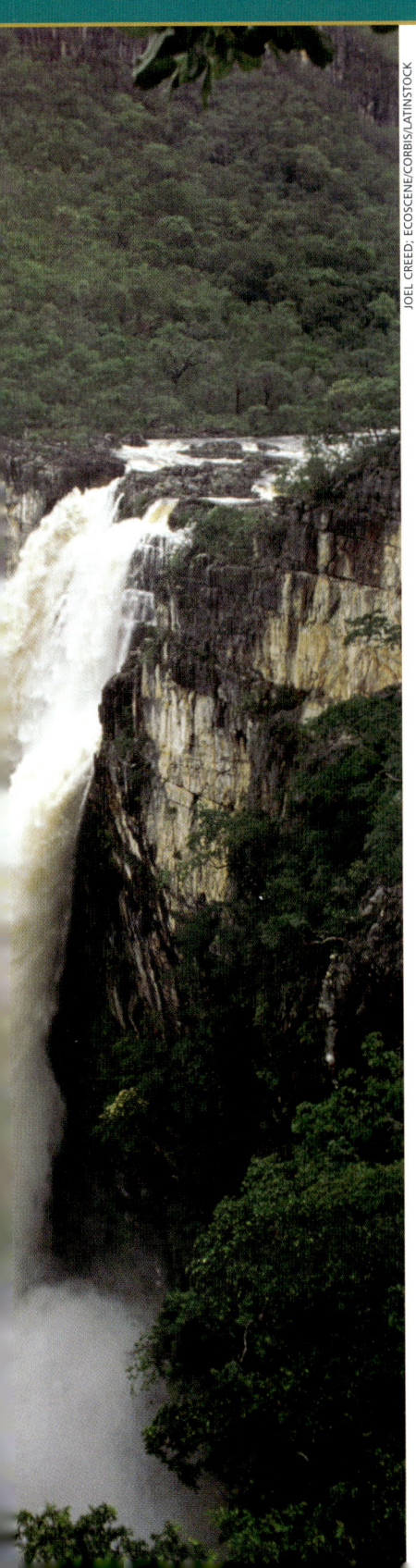

## 090 SERRA DO RONCADOR

Olhando para cima, extraterrestres. Para baixo, intraterrestres. Lendas sobre naves espaciais e sobreviventes de Atlântida enchem de enigmas Barra do Garças, na Serra do Roncador, nordeste do Mato Grosso. Consta que foi nessa região, em 1919, que desapareceu misteriosamente o coronel Fawcett, oficial da Real Artilharia Britânica, durante sua busca pela civilização perdida de Atlântida. Procura semelhante fazem as várias confrarias místicas e os curiosos em geral que afluem à área. Se os atlantis ainda existem, dizem, vivem em cidades subterrâneas, um mundo dentro do mundo, com entradas por uma lagoa e uma rocha de cristal na Serra do Roncador.

Também há tantas histórias de disco voador que Barra do Garças deve ser a primeira cidade do Brasil a construir um discoporto – sim, um aeroporto para discos voadores, a ser erguido no alto do Parque Estadual da Serra Azul. Dali, do alto do mirante, dá para ver toda a Serra do Roncador. E fica mais fácil entender por que nossos "vizinhos" poderiam pousar nesse ponto do planeta: pelas montanhas, rios, cachoeiras, despenhadeiros e trilhas em meio ao cerrado. De junho a agosto, as águas do rio Araguaia baixam e revelam uma praia de areia branca e fina. Sem falar nas piscinas naturais de até 42 °C, no Parque Municipal das Águas Quentes. Também não faltam grutas e cavernas. Na Gruta dos Pezinhos existe uma arte rupestre bem diferente: inúmeros pés, de vários tamanhos e formatos, com 4, 5, 6 dedos. Seriam lembranças dos atlantis ou dos vizinhos ETs?

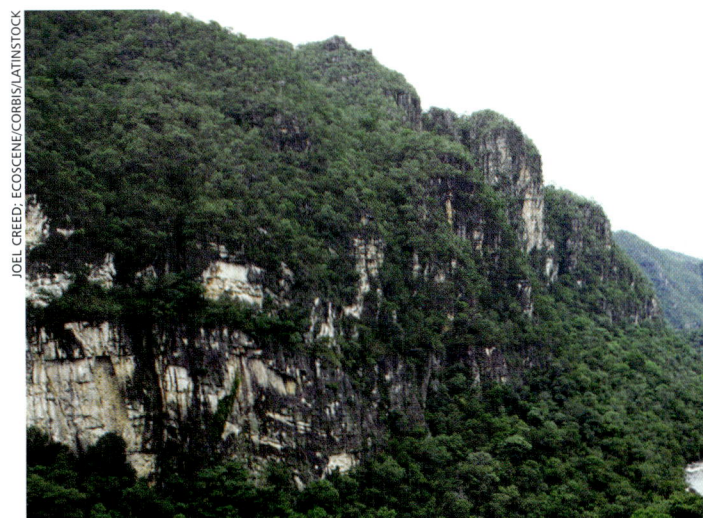

## 069 SETE CIDADES

JOÃO RAPOSO

"As Sete Cidades de Pedra", formações areníticas do Parque Nacional de Sete Cidades, no Piauí, não são apenas fonte de uma beleza de encher os olhos. Cada grupo de afloramentos rochosos esculpidos pelo vento e pelas chuvas assume, em certos trechos, formas que lembram símbolos, animais e figuras humanas, acompanhados de grandes inscrições rupestres. Não é à toa que as rochas deram origem também às mais, digamos, criativas teorias.

Em seu polêmico livro, *Eram os Deuses Astronautas?*, o suíço Erich Von Däniken viu na forma ordenada das rochas, na diferença da ação da erosão em cada uma das "cidades" e nos formatos curiosos das inscrições rupestres uma prova da visita de extraterrestres ao nosso planeta, em um passado remoto. Menos mística é a teoria do pesquisador francês Jacques de Mahieu, que, ao notar a semelhança entre as inscrições e os caracteres rúnicos dos vikings, concluiu que foram eles os autores das marcas. Para as rochas, quem tem outra explicação é o historiador austríaco Ludwig Schwennhagen, que enxergou ali as ruínas de uma antiga cidade construída havia três mil anos pelos fenícios.

Teorias à parte, caminhar entre os grandiosos paredões rochosos, ouvindo apenas riachos e cachoeiras, é o suficiente para levar você a um estado contemplativo – condição ideal para admirar as pinturas e gravações que, seis mil anos atrás, nossos antepassados fizeram em tons de vermelho, amarelo e preto, registrando ali seus conceitos religiosos. E para se flagrar pensando que, ora veja, não é que aquele desenho é mesmo igualzinho a um DNA, como já dizia Däniken em seu livro?

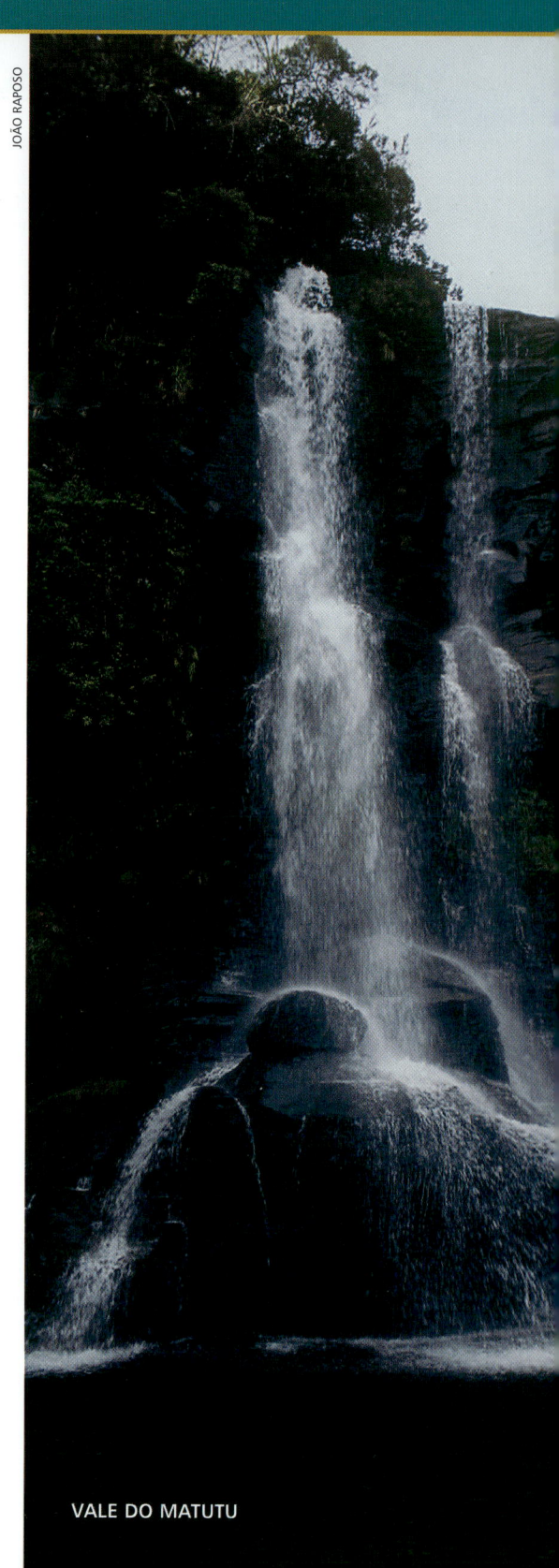

**VALE DO MATUTU**

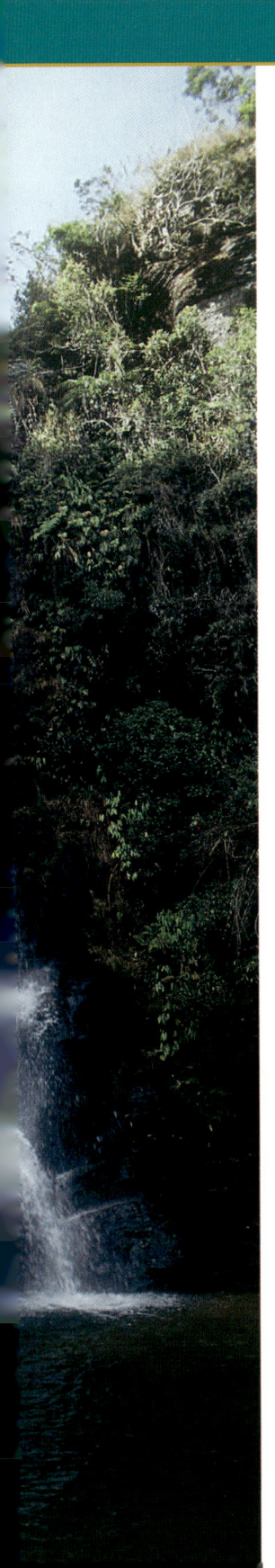

## VALE DO MATUTU

"Viver em comunidade, em harmonia com a natureza, criando condições para a realização espiritual, social e econômica dos indivíduos e possibilitar a multiplicação dessa iniciativa." Assim está descrito, em seu site, o propósito da fundação Matutu. O Vale do Matutu se esconde entre as montanhas da serra da Mantiqueira, no sul de Minas Gerais, atrás de Aiuruoca e perto de São Tomé das Letras. Foi nessa região pouco povoada, cheia de cachoeiras e trilhas, que cerca de 120 pessoas vindas de diversas partes do país resolveram recomeçar a vida.

Esses advogados, arquitetos, médicos, engenheiros, psicólogos, professores e suas famílias são prova de que é possível viver com o propósito do texto. A "harmonia com a natureza" foi alcançada com um comportamento preservacionista e a criação de uma reserva. A "realização espiritual" está, para muitos, no culto do Santo Daime. E a "realização social e econômica" vem sendo alcançada com uma economia de subsistência associada a um esquema de trocas.

Tudo começou com a chegada de Guilherme França, em 1984, que veio a se tornar um tipo de líder da comunidade. Foi ele quem criou, nas terras compradas por ele e pelos demais que foram chegando, a Reserva Ecológica de Matutu. Transformada em RPPN, ou seja, Reserva Particular do Patrimônio Natural, a área agora só pode ser usada para lazer, pesquisa científica e desenvolvimento sustentado. Reconhecida pela Unesco como parte da Reserva da Biosfera e como Área de Proteção Ambiental, a reserva conseguiu afugentar caçadores, garimpeiros e madeireiros. Sorte das mais de sessenta nascentes, da mata Atlântica e de uma fauna variada: macacos, jaguatiricas, onças-pardas, raposas e mais de cem espécies de pássaros.

Para não espantá-los, não há gatos ou cachorros nas casas ecologicamente corretas, construídas com tecido de algodão, vidro e madeira. A luz elétrica demorou dez anos para chegar, e só veio quando a comunidade teve dinheiro para instalar fios subterrâneos que não poluíssem a paisagem. Foi nesse espírito que surgiu o tal sistema de trocas: cebola por acupuntura, tratamento psicológico por leite, massagem por arte.

Há também quem preste serviços espirituais. O Centro de Estudos Espirituais Ayahuasca promove cursos sobre religião, organiza atividades de autoconhecimento e reúne os moradores para as cerimônias do chá da milenar ayahuasca, usada em rituais indígenas na busca pela comunicação com Deus e incorporada à doutrina cristã do Santo Daime.

Uma visita ao Vale do Matutu levanta questionamentos sobre si e o mundo e sugere mudanças de comportamento a serem adotadas depois da partida. São lembranças para levar consigo junto dos prismas de vidro ali produzidos. Para depois pensar na vida enquanto observa a luz do sol passar pelo prisma e ser quebrada em sete cores.

# PARA FAZER EM CASA

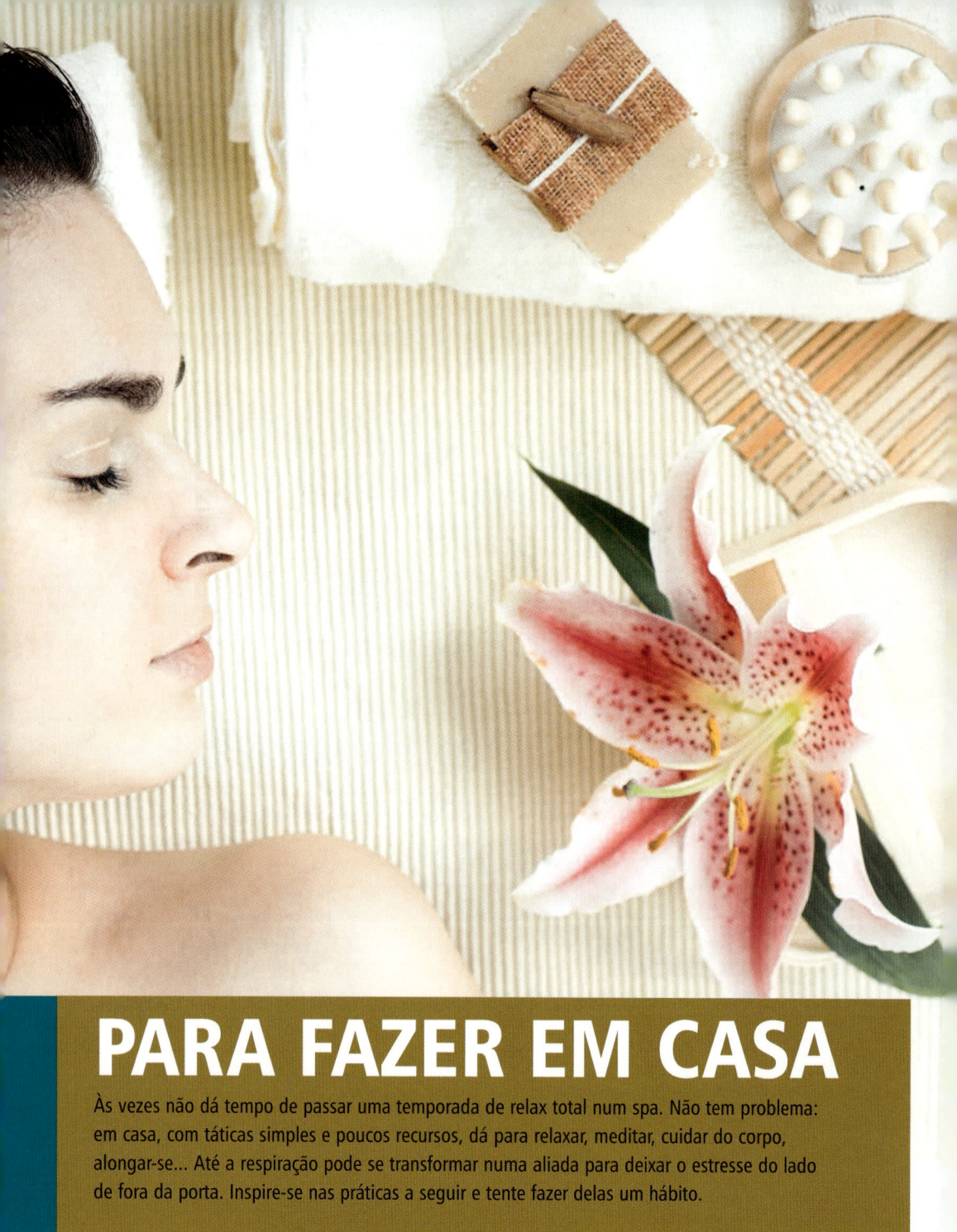

Às vezes não dá tempo de passar uma temporada de relax total num spa. Não tem problema: em casa, com táticas simples e poucos recursos, dá para relaxar, meditar, cuidar do corpo, alongar-se... Até a respiração pode se transformar numa aliada para deixar o estresse do lado de fora da porta. Inspire-se nas práticas a seguir e tente fazer delas um hábito.

## 071 AO ACORDAR

Mais disposição para começar o dia: lave o rosto com água fria e bata na pele levemente com os dedos, para ativar a circulação sangüínea. Depois, aplique um hidratante com filtro solar.

## 072 BANHO A SECO

Trata-se, na verdade, de uma técnica de massagem para aliviar as tensões. Passe uma escova macia de cerdas naturais pelo corpo todo, como se estivesse limpando a pele.

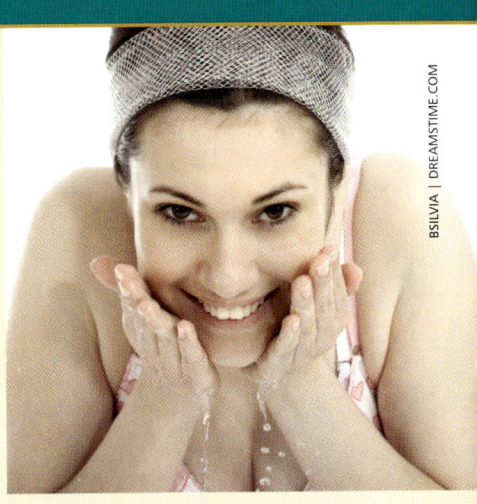

## 073 BANHO PARA REVITALIZAR OS PÉS

Ponha os pés em uma vasilha com água morna, sabão e uma colher (chá) de extrato de menta. Com movimentos suaves, esfregue um pé no outro.

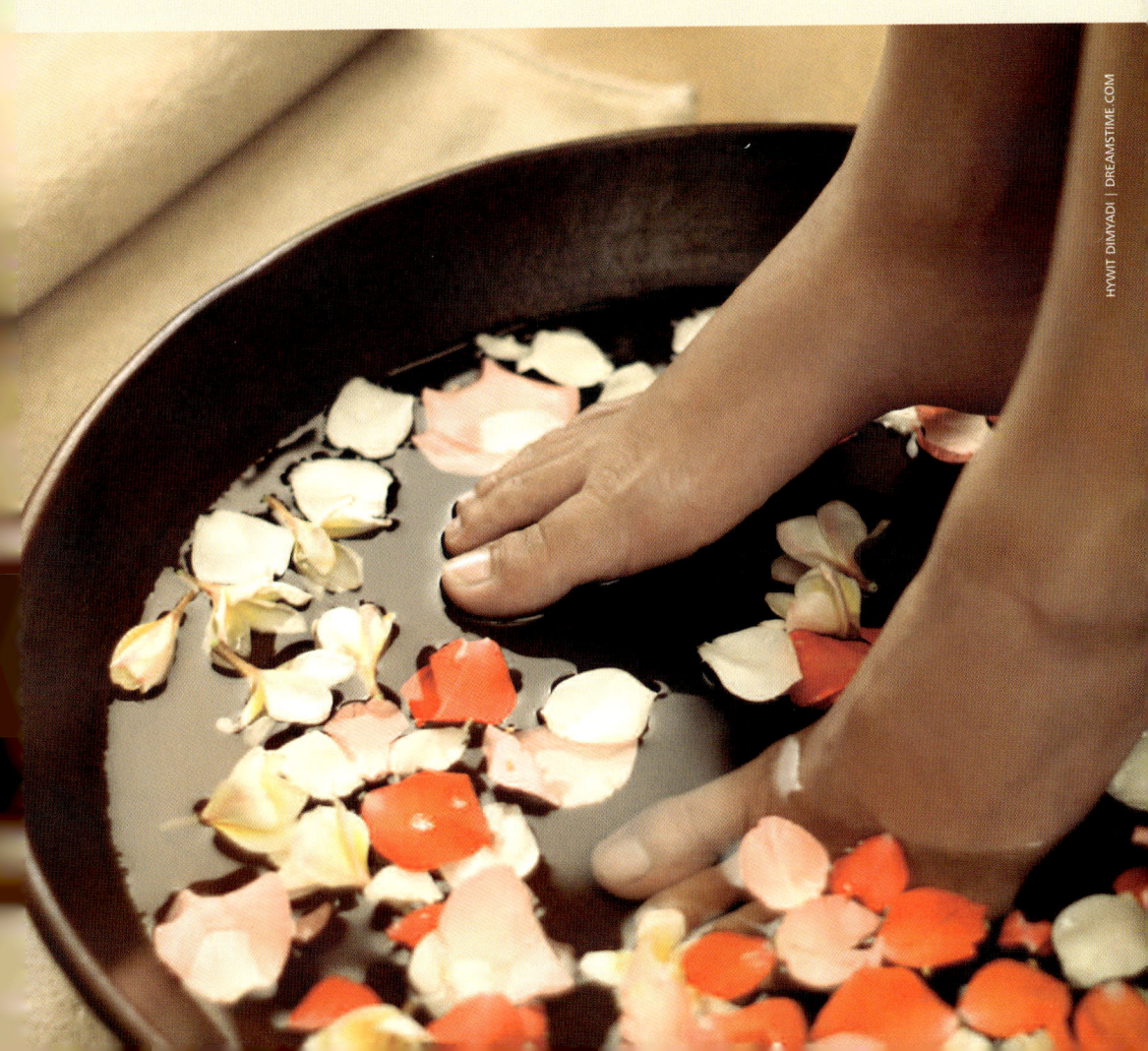

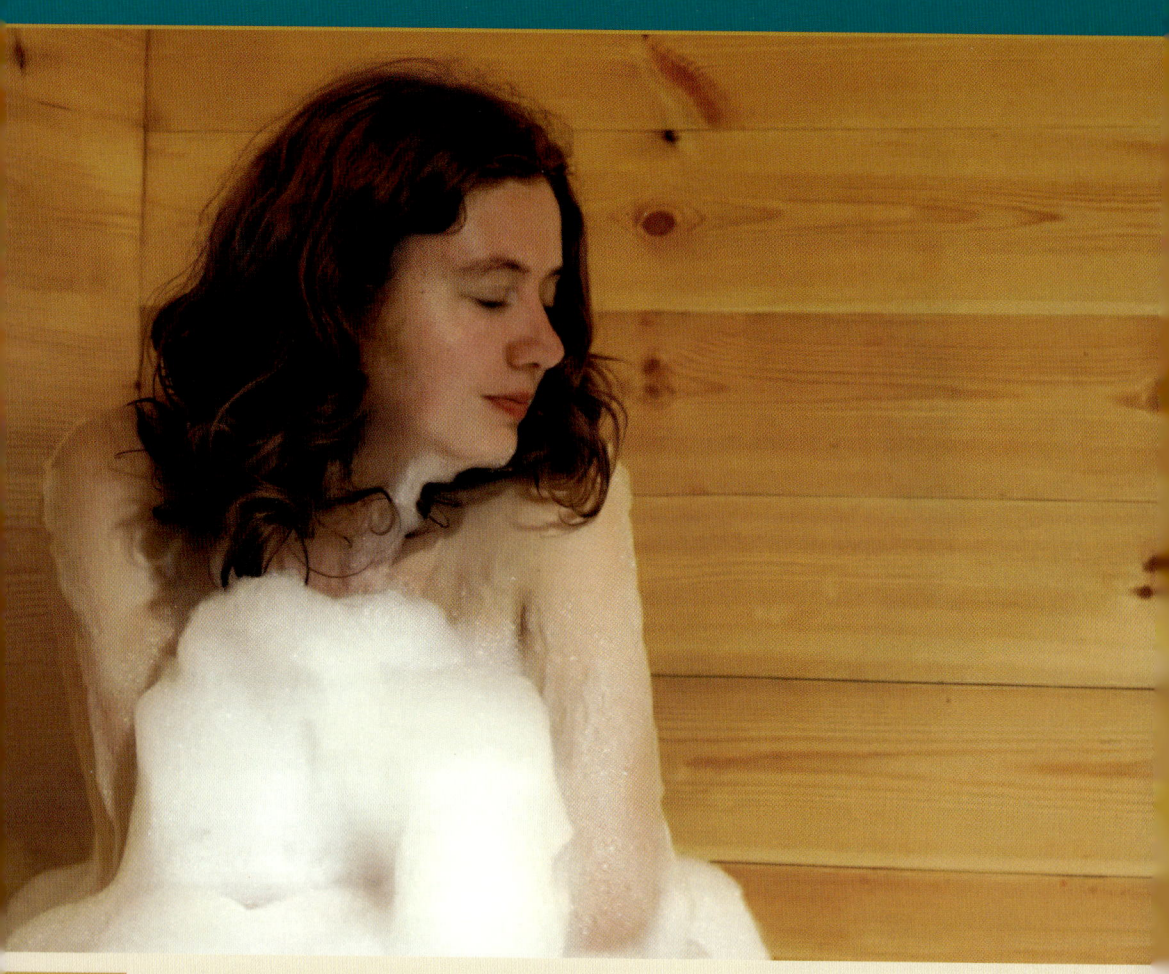

## 074 BANHO RELAXANTE

Mesmo quem não tem banheira em casa pode aproveitar os benefícios da água. Antes de entrar no banho, esfregue o corpo com uma bucha de cerdas naturais – o movimento ativa a circulação sanguínea e retira células mortas. Outra dica para estimular o fluxo do sangue e a disposição física é ensaboar-se inteiro, dos pés à cabeça.

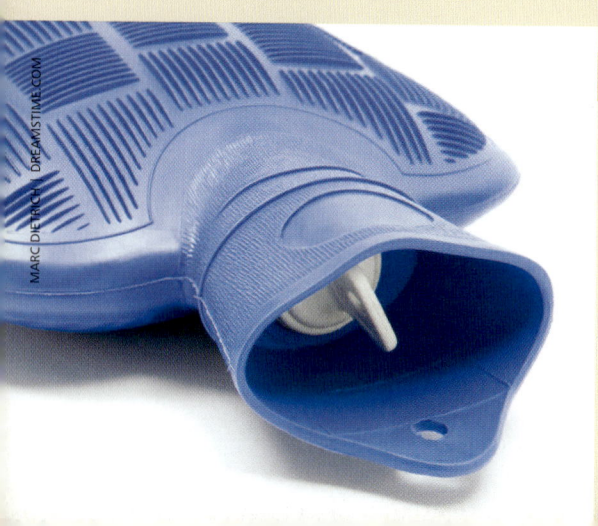

## 075 BOLSA DE ÁGUA QUENTE

Para eliminar a tensão e combater a insônia, coloque-a na nuca por cerca de 10 minutos: basta sentar-se e acomodá-la atrás da cabeça. Ou deite-se de bruços e apóie a bolsa na região lombar para diminuir o cansaço.

## 076 CHÁ DE ERVAS

Tirando a erva-mate, que tem cafeína, quase qualquer outra pode ser usada como ingrediente para um chá relaxante: camomila, erva-cidreira, calêndula, capim-limão, melissa. Se puder, prepare-os com as ervas frescas, e não com saquinhos industrializados. O chá de hortelã, gelado, também é refrescante.

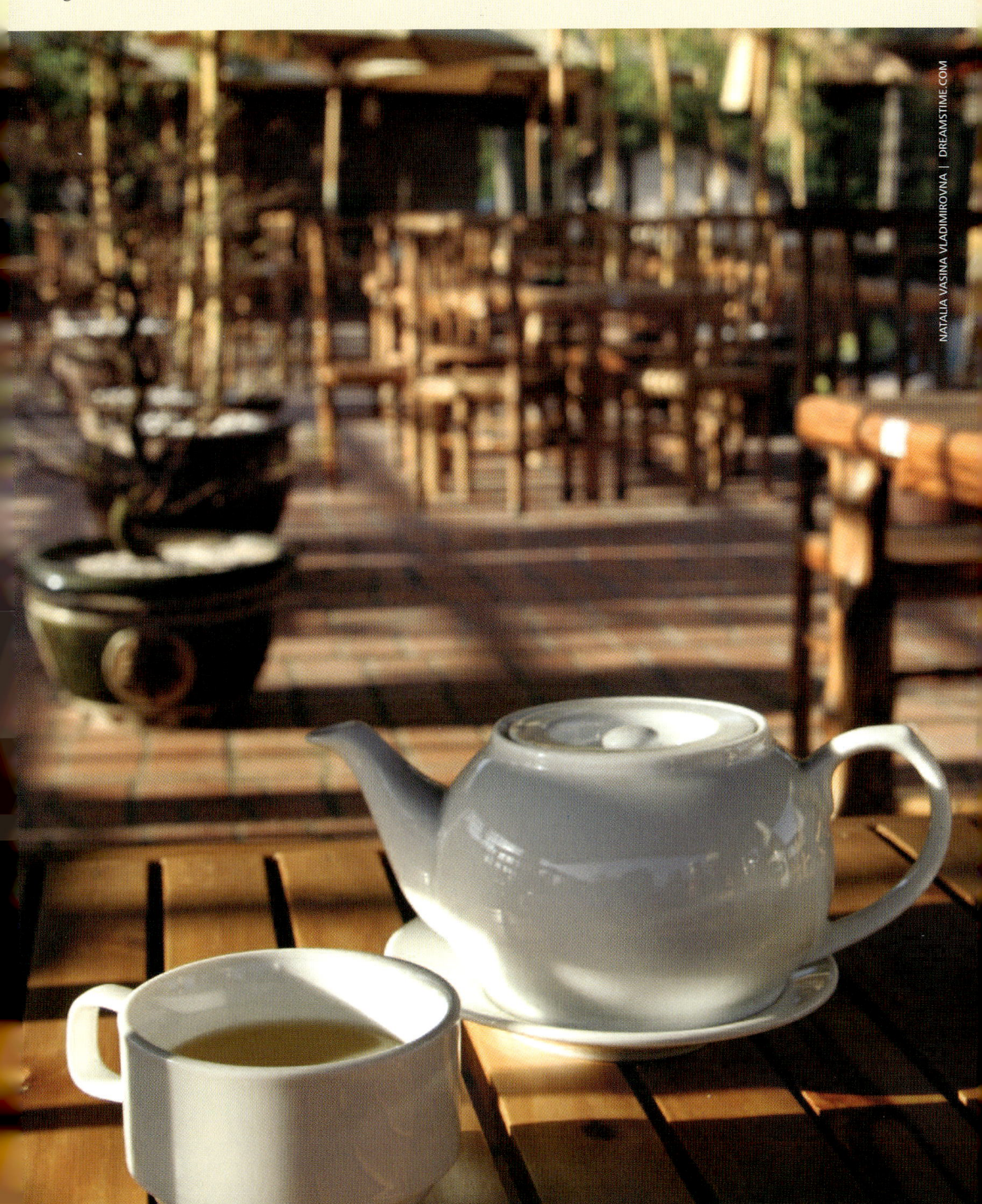

## 077 CONCENTRE-SE NA PAISAGEM

Nada mais simples para relaxar um pouco e deixar de lado o estresse provocado pela rotina: sente-se, foque seus olhos em um ponto da paisagem e concentre-se em você mesmo. Bastam 15 minutos para deixá-lo com mais disposição.

## 078 CUIDE DA NUCA

Ela é o ponto de ligação entre a cabeça e o corpo – por isso, está sujeita a acumular mais tensão. Para relaxar, vale deixar a água morna do chuveiro cair sobre ela, fazer compressas com água morna e também dar pequenos beliscões entre as costas e os ombros, para ajudar a soltar a musculatura.

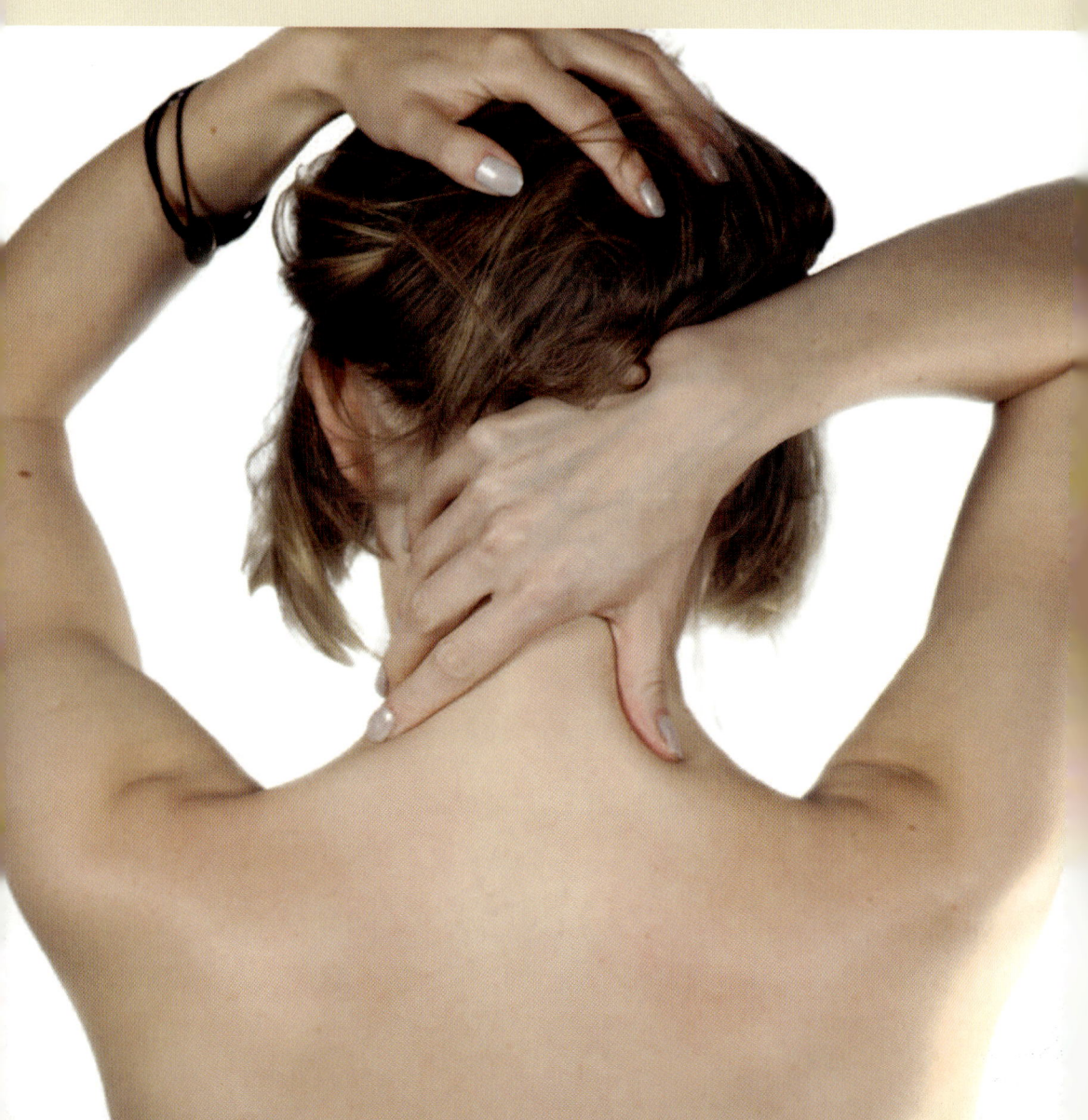

PARA FAZER EM CASA  **83**

## 79 EQUILÍBRIO

Uma postura fácil da ioga ajuda a ter – e manter – o equilíbrio. De pé, com os pés juntos e o corpo alinhado, feche os olhos e junte as mãos na altura do peito, como se fosse rezar. Fique imóvel por cinco inspirações e cinco expirações, bem lentas.

## 80 ESCALDA-PÉS CASEIRO

Coloque os pés por 15 minutos em um recipiente com água aquecida (36 °C), em uma altura que cubra os tornozelos. Se quiser massagear os pés enquanto estão na água, coloque pedrinhas ou bolas de gude no fundo da vasilha.

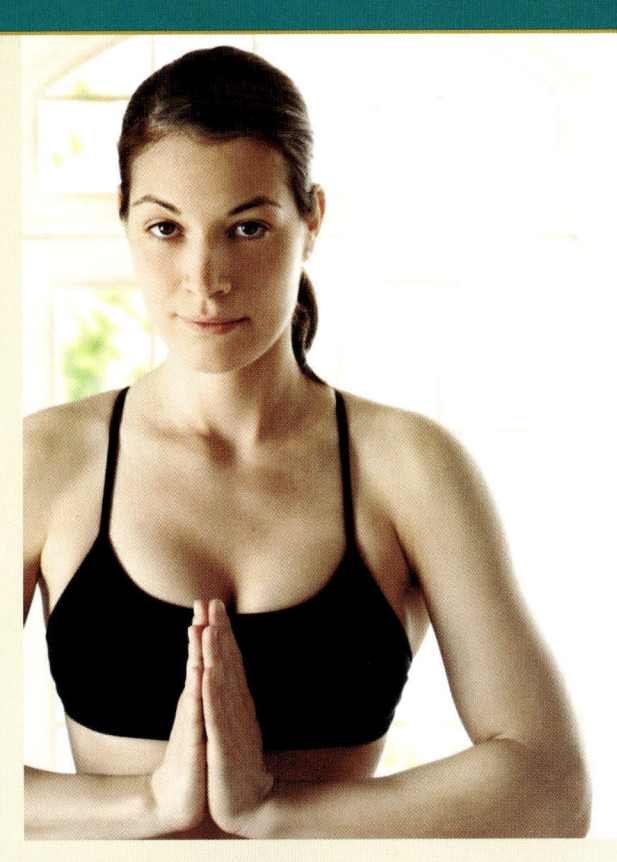

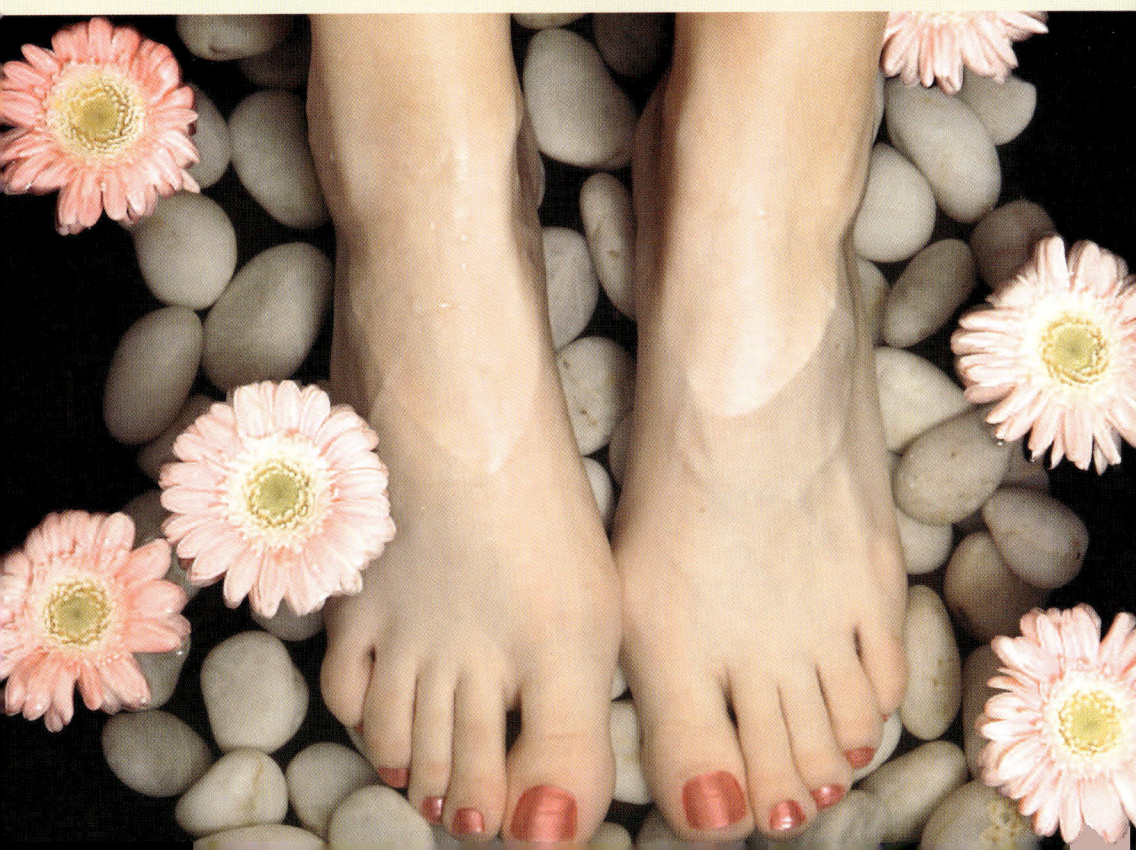

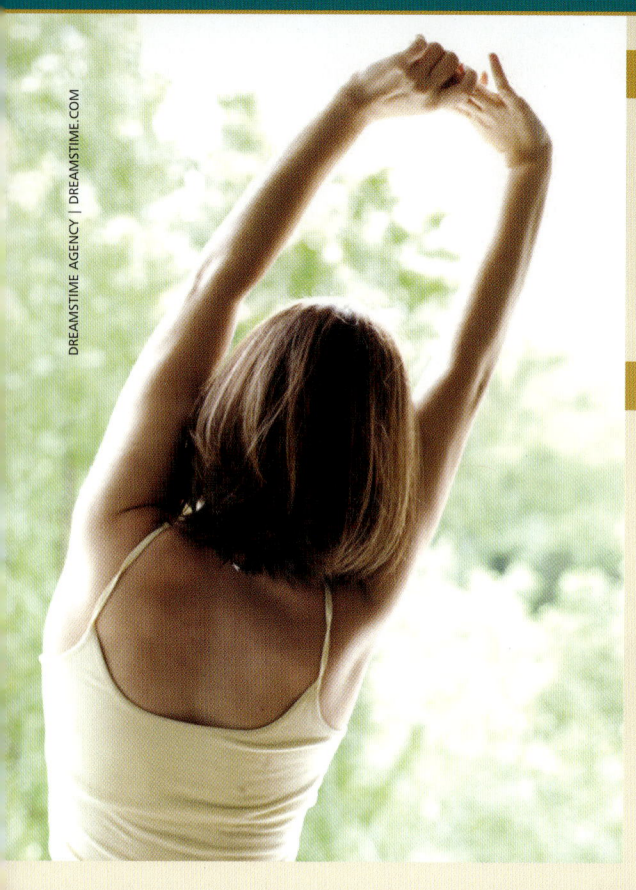

## 081 ESPREGUIÇAR

Eis um ótimo exercício de alongamento: espreguiçar. De preferência, tente primeiro encher o pulmão de ar para depois se esticar e só então expirar. Faça quantas vezes quiser, a qualquer hora do dia.

## 082 INSPIRE-SE NOS GATOS

Você já viu como os gatos fazem para se espreguiçar? Deitam-se de costas, estendem os braços e as pernas e respiram profundamente. Depois, estão cheios de energia para brincar. Faça como eles: deite-se e sinta cada parte do seu corpo tocando o chão. Mexa devagar as articulações, desde os dedos dos pés até o pescoço. Abrace as pernas por 2 minutos, estique o corpo e espreguice novamente. Pronto!

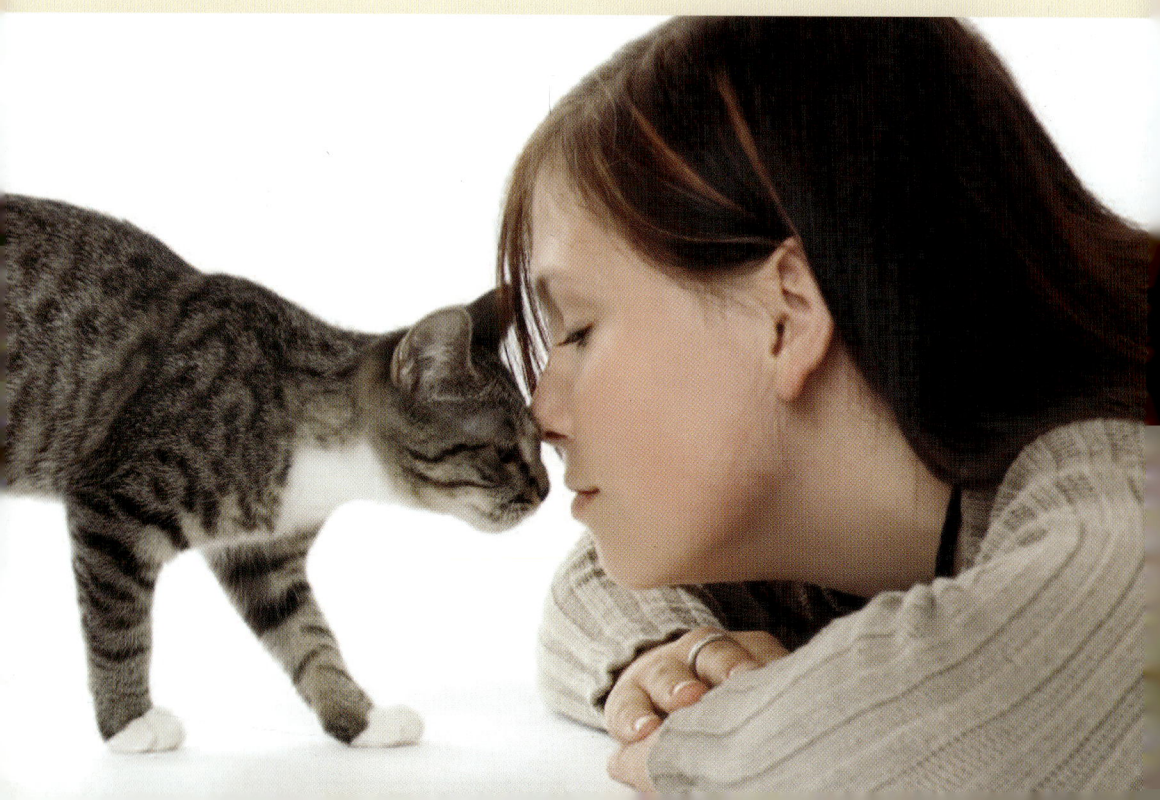

PARA FAZER EM CASA **85**

## 983 MASSAGEM

Esfregue as mãos até aquecê-las e deslize-as pelo corpo, principalmente nas partes que você costuma tocar pouco. Isso limpa, desperta e retira as tensões da pele. Comece com movimentos leves e repetitivos, depois acelere e intensifique a pressão.

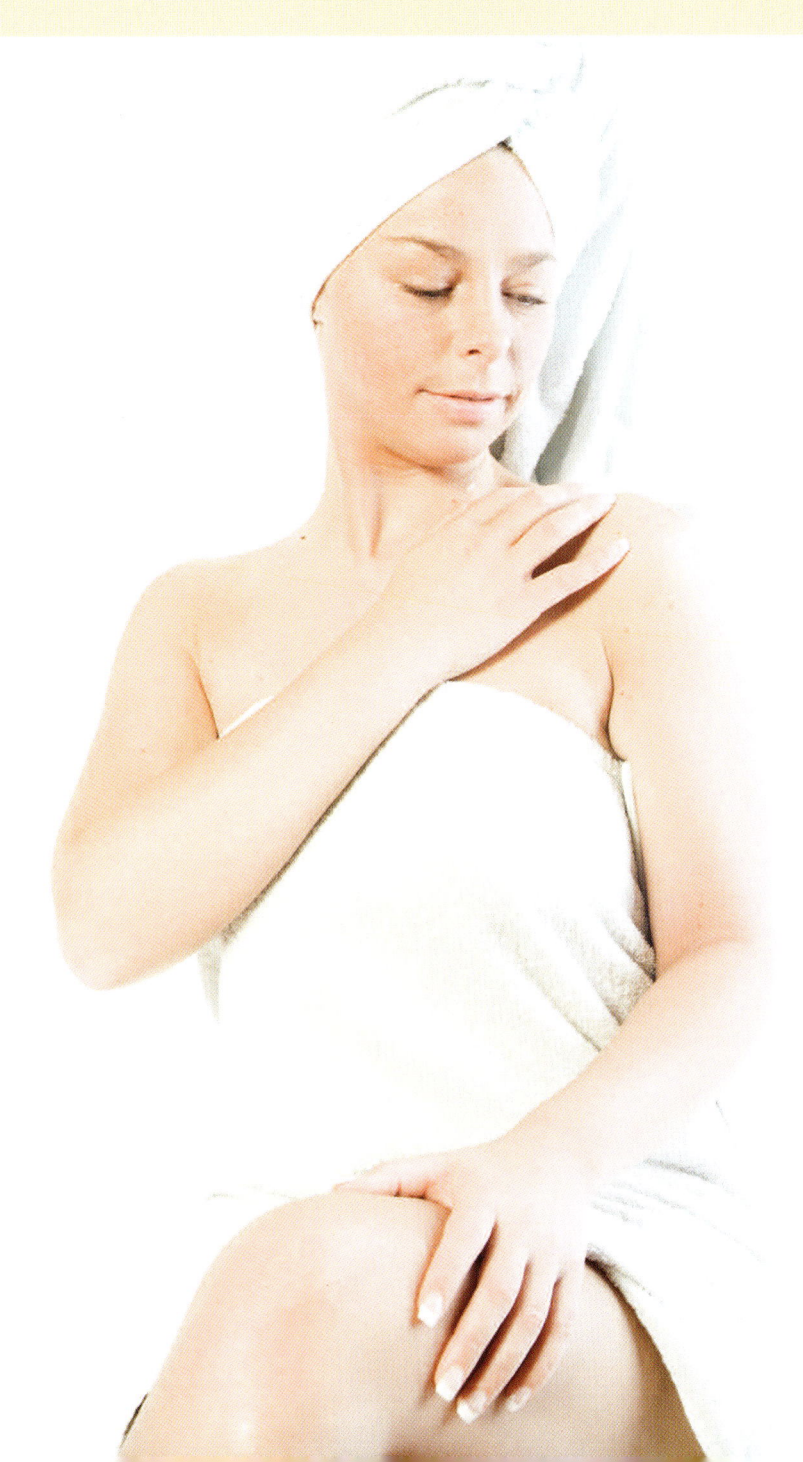

## 084: MEDITAÇÃO

Para diminuir o estresse: em pé, alinhe os pés e dobre levemente os joelhos. Junte os dedos das mãos e posicione-os abaixo do umbigo. Feche os olhos e concentre-se na respiração, inspirando e expirando longamente.

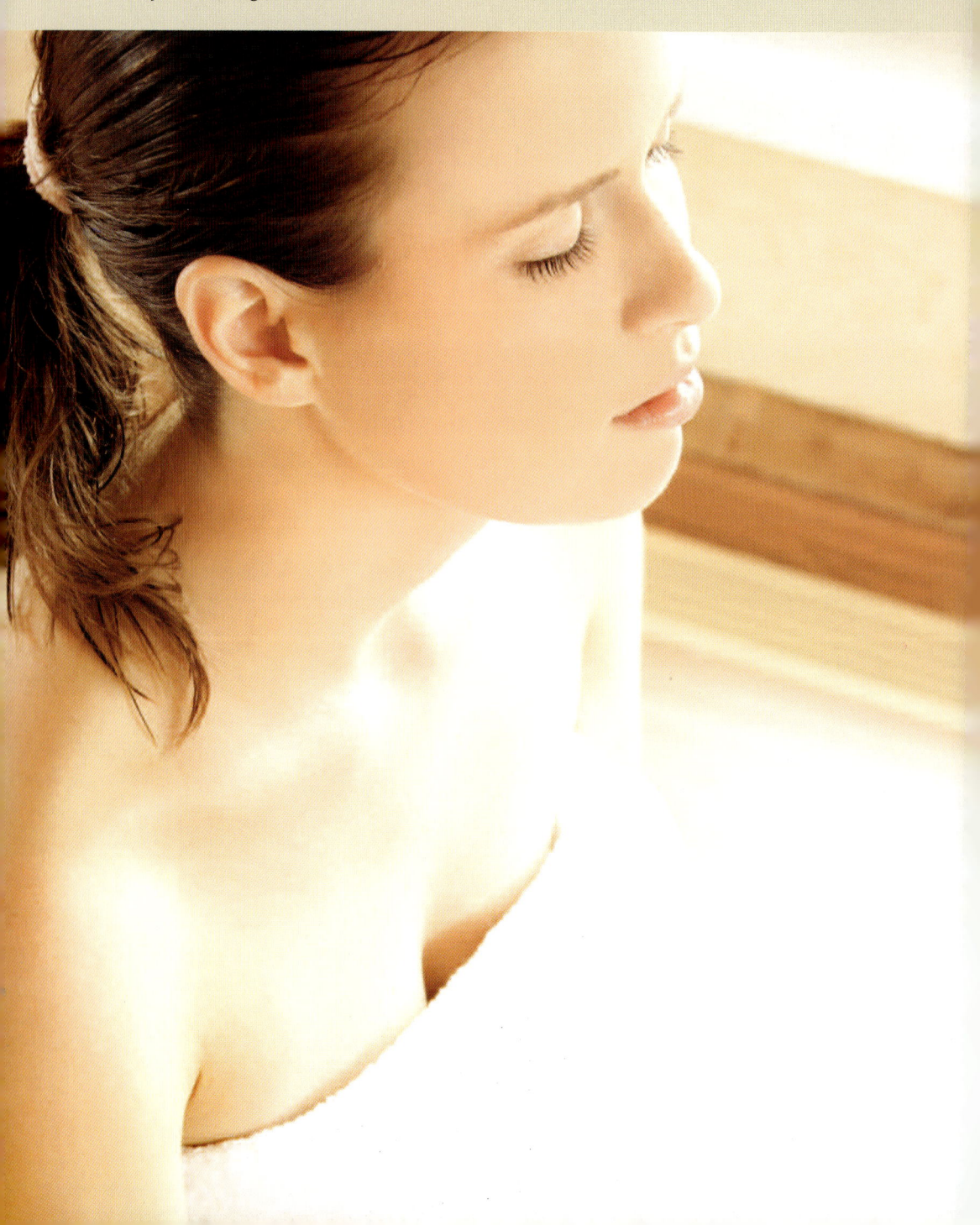

PARA FAZER EM CASA  **87**

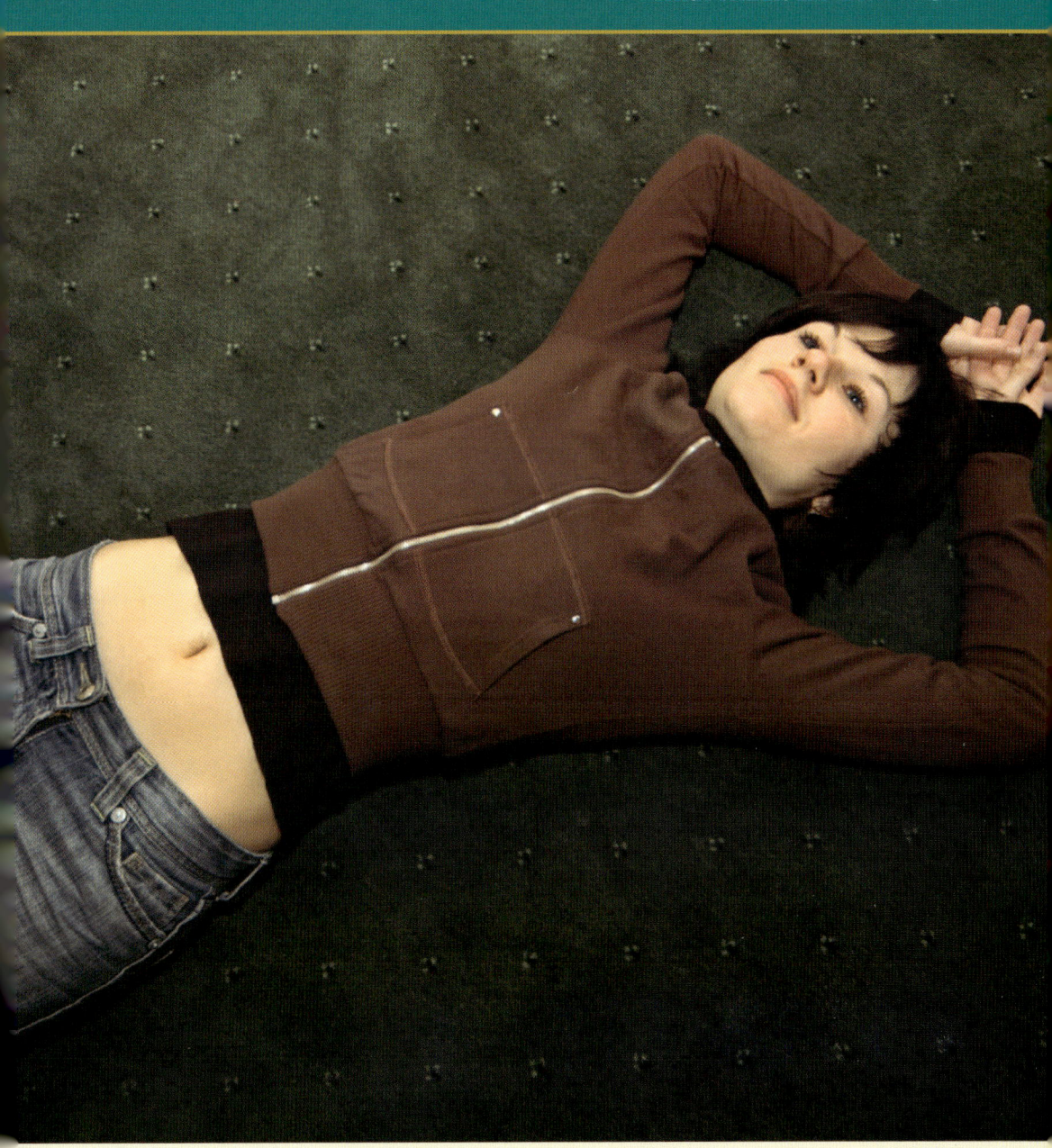

## 85 RELAXAMENTO

Escolha uma música suave como pano de fundo. Deite-se de costas em um tapete, com os braços e as pernas estendidos, e espreguice como se fosse um gato. Respire profundamente e perceba como o ar entra na barriga.
Sinta o peso de cada parte de seu corpo tocando o chão. Mexa devagar as articulações dos dedos dos pés, tornozelos, braços, mãos e pescoço. Abrace as pernas e fique assim por 2 minutos. Em seguida estique o corpo e espreguice novamente. Sente-se, feche os olhos e respire profundamente por mais dez vezes.

## 086 RESPIRAÇÃO CONTRA A ANSIEDADE

Respirar de forma tranqüila ajuda a controlar a mente contra a ansiedade. Experimente a respiração abdominal: deite-se de costas, com as pernas dobradas, e apóie bem a coluna e a região lombar no chão. Relaxe ombros e pescoço e coloque as mãos sobre o abdome. Inspire pelo nariz, lentamente, enquanto infla a barriga. Expire bem devagar, também pelo nariz, e esvazie a barriga. Procure fazer o exercício de manhã e antes de dormir, em um ambiente aconchegante.

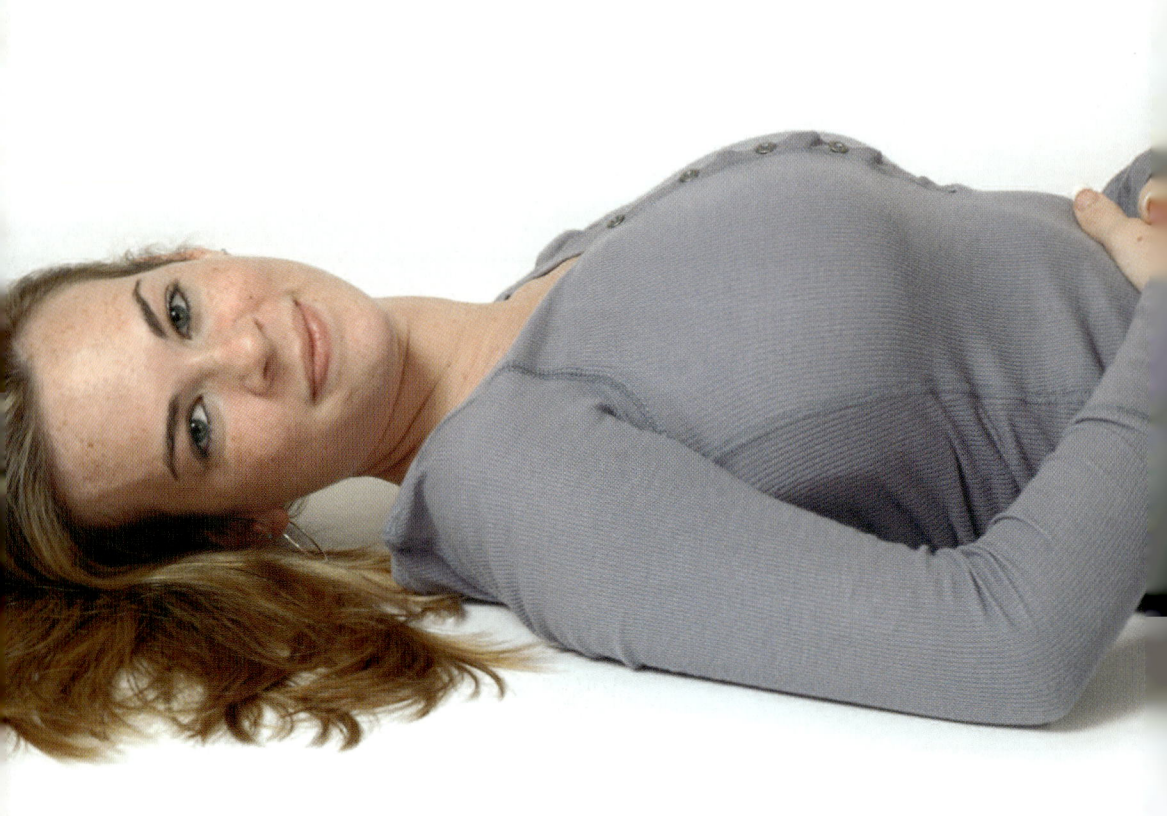

PARA FAZER EM CASA **89**

### 87 RESPIRE PARA RELAXAR

Respirar fundo oxigena as células cerebrais e reduz a ansiedade. Inspire pelo nariz, devagar, e encha de ar primeiro o abdome e depois o tórax. Expire primeiro o ar do tórax e depois o do abdome enquanto emite o mantra "om" sem mexer os lábios.

### 88 TAPOTAGEM

Feche as mãos em forma de concha. Desse modo, elas vão servir para você bater no corpo com intensidade média para estimular a circulação sangüínea. Comece pelas extremidades das pernas e dos braços e vá em direção ao coração.

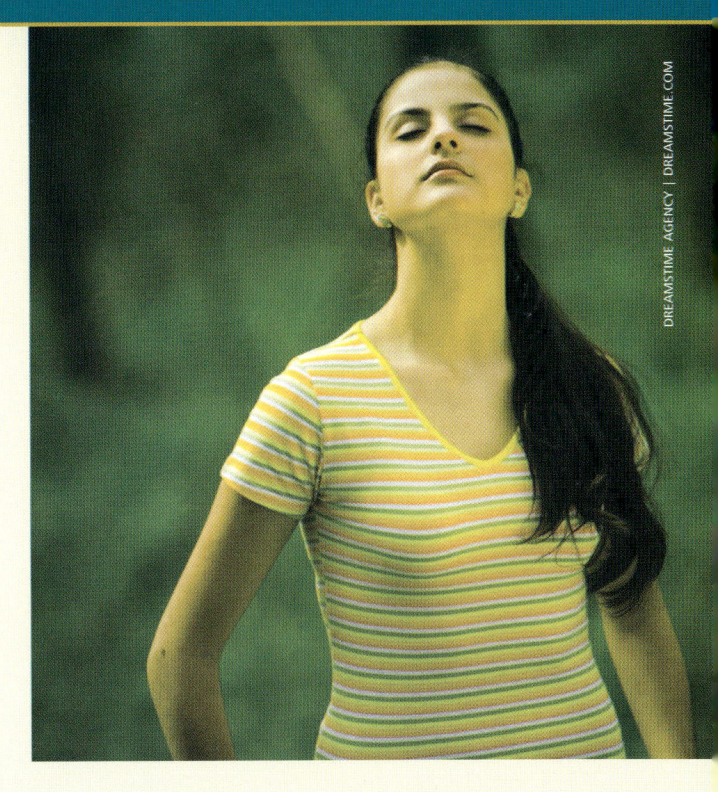

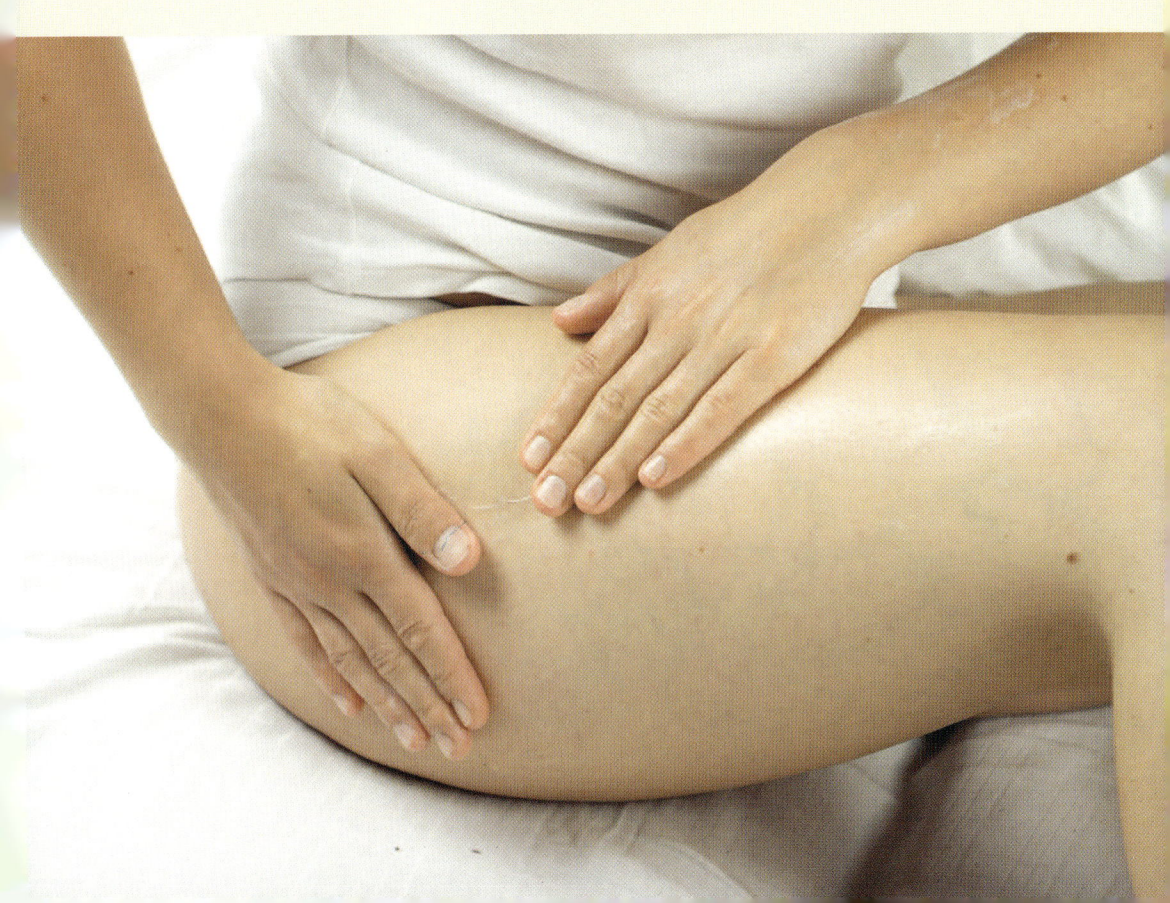

# RETIROS

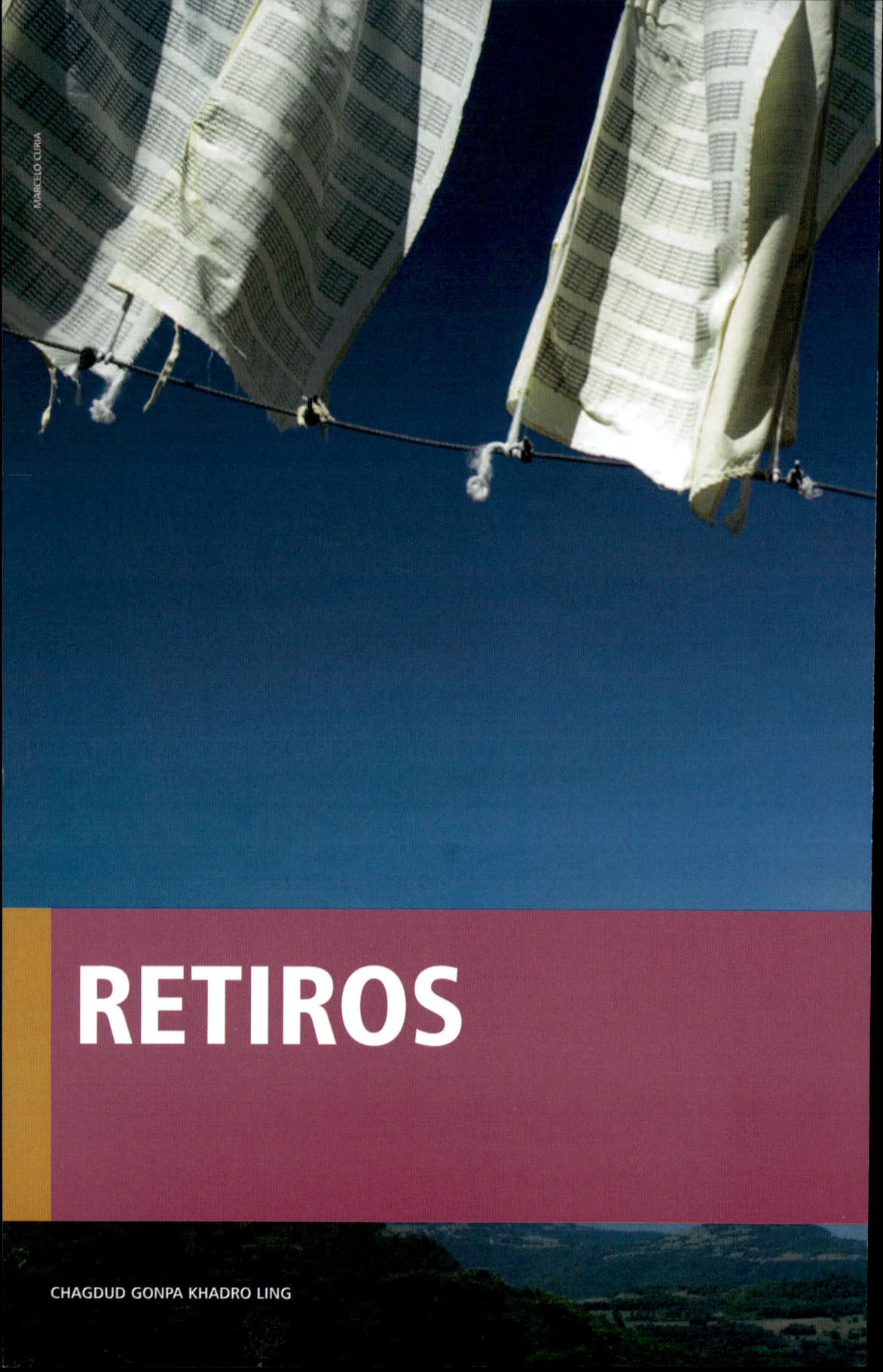

CHAGDUD GONPA KHADRO LING

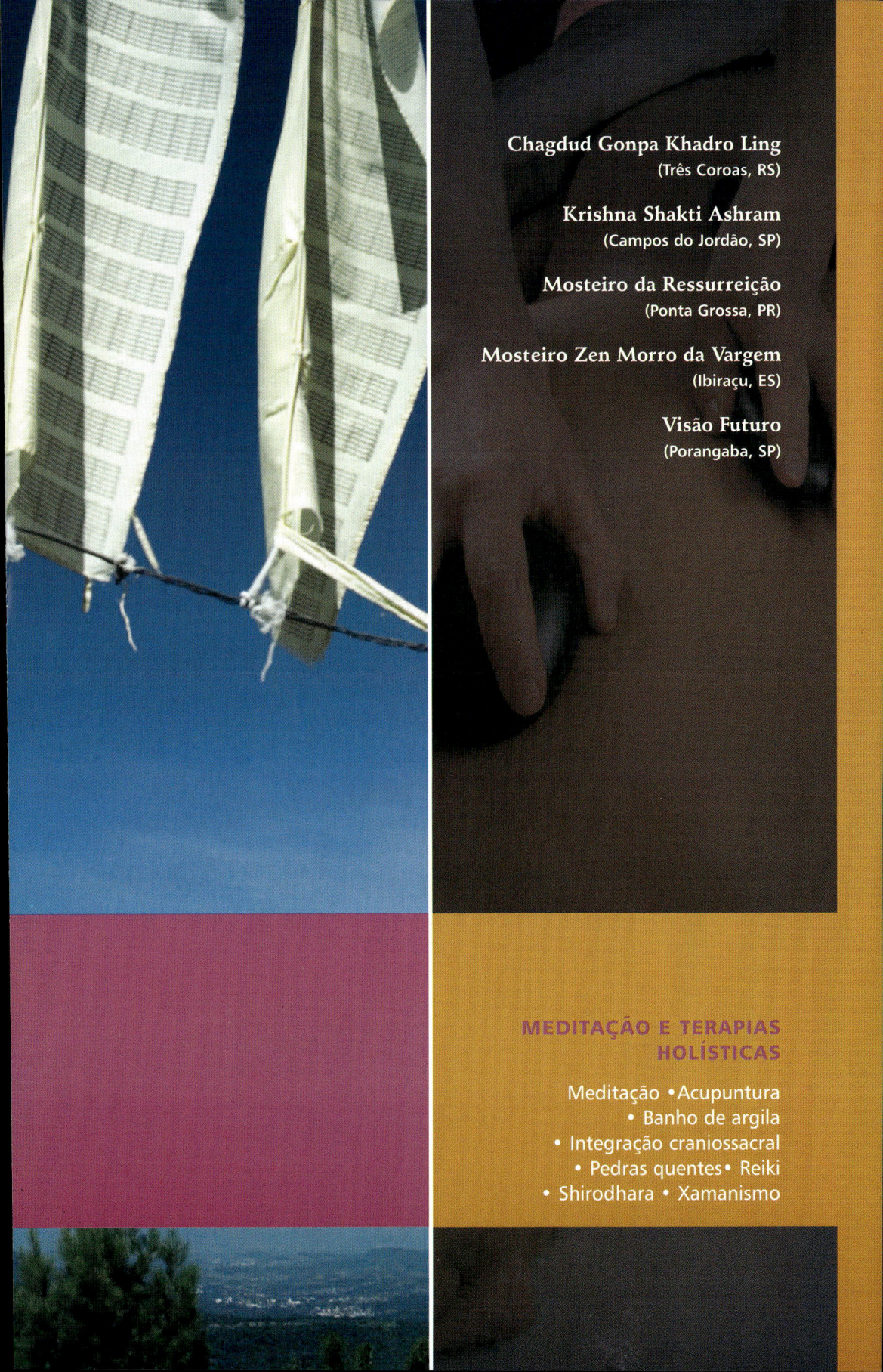

**Chagdud Gonpa Khadro Ling**
(Três Coroas, RS)

**Krishna Shakti Ashram**
(Campos do Jordão, SP)

**Mosteiro da Ressurreição**
(Ponta Grossa, PR)

**Mosteiro Zen Morro da Vargem**
(Ibiraçu, ES)

**Visão Futuro**
(Porangaba, SP)

## MEDITAÇÃO E TERAPIAS HOLÍSTICAS

Meditação • Acupuntura
• Banho de argila
• Integração craniossacral
• Pedras quentes • Reiki
• Shirodhara • Xamanismo

MARCELO CURIA

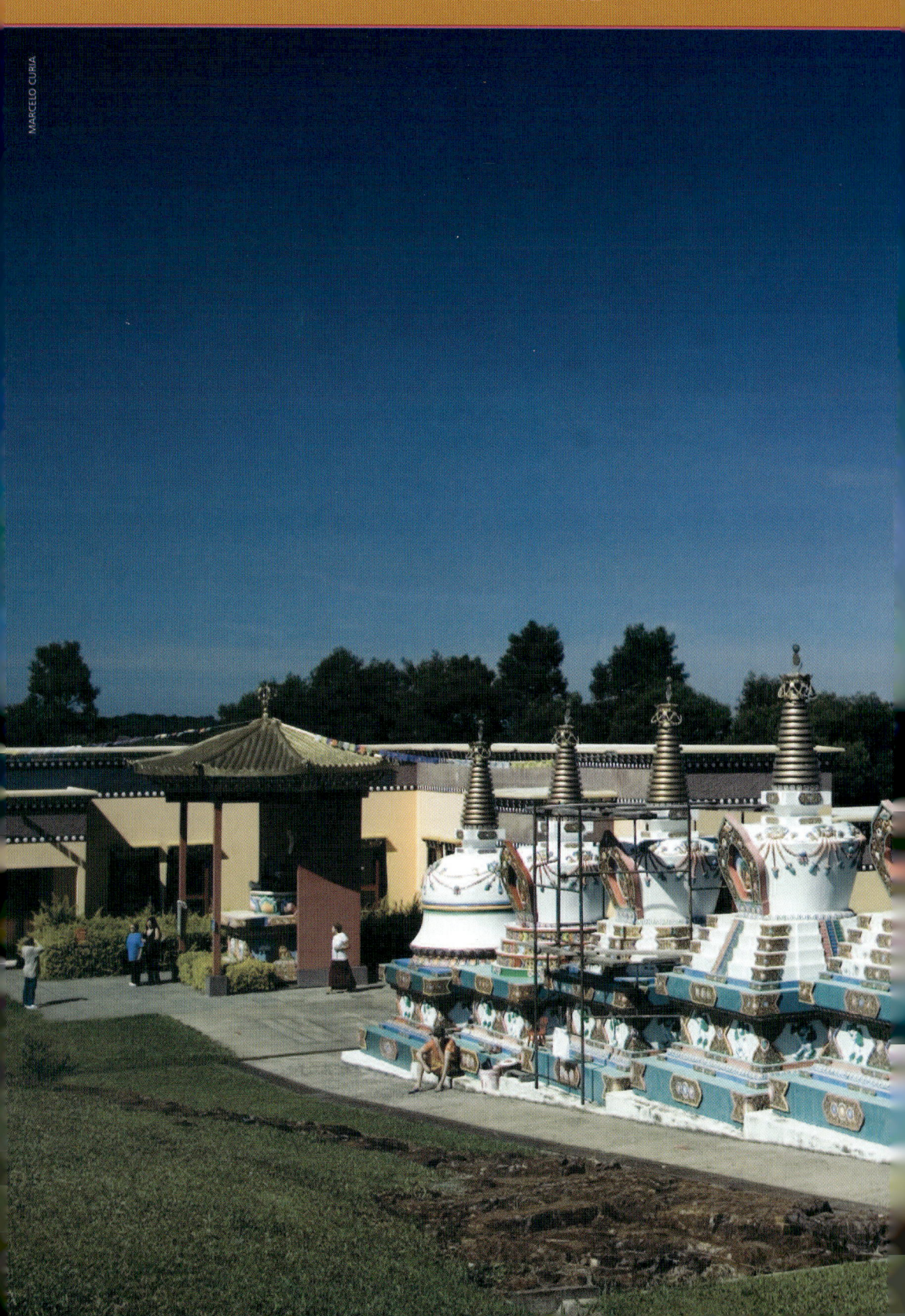

CIDADES ESPECIAIS  **93**

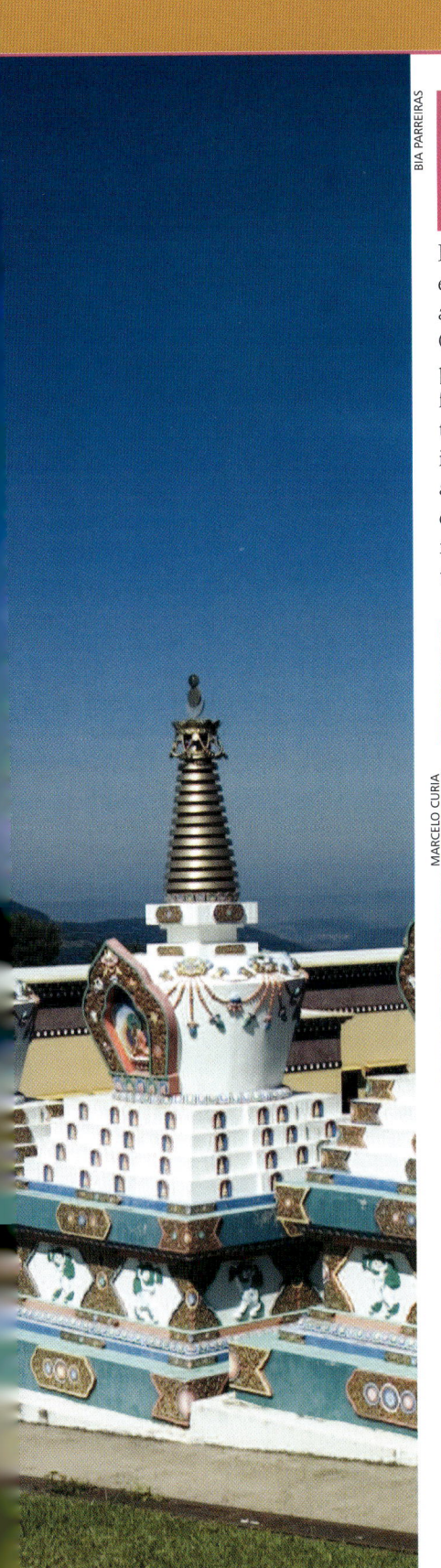

## 089 CHAGDUD GONPA KHADRO LING
**(Três Coroas, RS)**

Foi o primeiro templo da América do Sul construído em estilo tibetano. Os retiros acontecem durante o ano todo, e pelo menos três deles são para iniciantes. Os lamas conduzem as meditações e as práticas – a principal dedica-se à tara vermelha, a manifestação feminina de Buda – e ministram ensinamentos sobre temas do dia-a-dia, como o apego, a compaixão e a impermanência. Todos os anos, em fevereiro, acontece a celebração do ano-novo tibetano, com apresentação de danças sagradas. Aos domingos, às 9 horas, lamas residentes respondem às perguntas de quem estiver no templo.

A entrada para o Chagdud Gonpa fica no primeiro trevo de Três Coroas, na RS-115 (estrada Taquara-Gramado), (51) 3546-8200; www.chagdud.org. **Preços:** variam de acordo com o ensinamento e o período de hospedagem. As visitas ao templo são gratuitas.

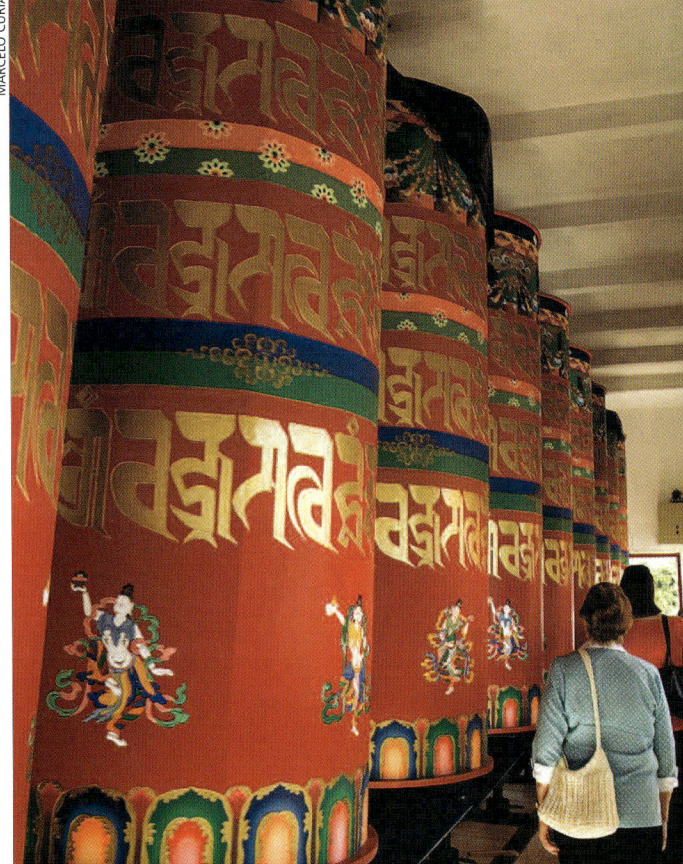

## 060 KRISHNA SHAKTI ASHRAM
**(Campos do Jordão, SP)**

É um refúgio ideal para praticantes de ioga. Mais que um retiro, esse pedacinho da Índia em plena serra da Mantiqueira funciona como escola – recebe tanto praticantes experientes, mestres e gurus quanto pessoas que nunca exerceram a atividade. A programação inclui entoação de mantras, leitura de textos sagrados, refeições lactovegetarianas inspiradas na cozinha indiana, caminhadas com foco na respiração e, claro, muita ioga. Há aulas no salão e também ao ar livre, em um deque de madeira com vista para o vale e as montanhas. No alto de uma colina, a réplica de um templo indiano é um bom lugar para meditar e fazer oferendas.

O ashram tem cinco fontes de água mineral, incluindo piscinas naturais, onde é possível se reenergizar em um banho geladíssimo. Muitos vêm em busca de aconselhamento em momentos decisivos da vida – Regina Shakti, coordenadora das atividades de ioga, é também uma das maiores especialistas do Brasil em quirologia, técnica milenar do estudo das linhas das mãos.

Estrada da Tabatinga, Campos do Jordão, (12) 3663-3168; www.ashram.com.br. **Preço:** R$ 250,00 (por pessoa, em chalé duplo). **Inclui:** refeições e ioga. Quirologia deve ser marcada com antecedência (R$ 400,00).

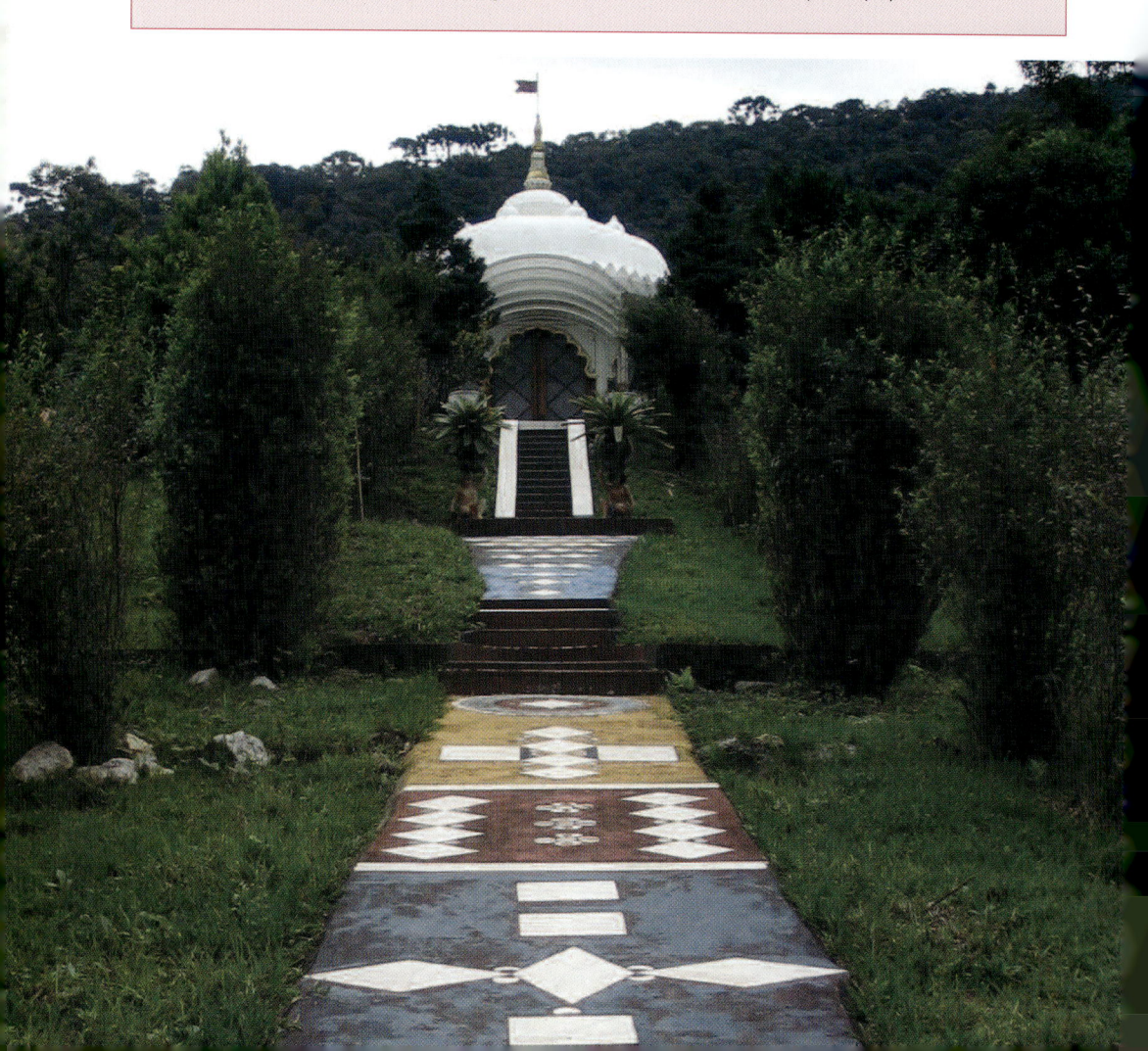

## 091 MOSTEIRO DA RESSURREIÇÃO
**(Ponta Grossa, PR)**

A hospitalidade é uma tradição na filosofia beneditina; e os monges aqui residentes recebem a todos que queiram passar alguns dias em retiro espiritual. Dentre as atividades que realizam estão a pintura, a confecção de velas, os cuidados na horta e o preparo de licores e geléias.

Os hóspedes, até dez por estadia, são convidados a participar da Oração do Ofício Divino, partilhar dos momentos de silêncio e ir à missa. Também é possível apenas visitar o bosque, a capela e uma lojinha do mosteiro – que ficou famoso ao lançar CDs com canto gregoriano em português.

Rodovia do Café, km 5, Colônia Eurídice, (42) 3228-9984; www.ressurreicao.org.br. Preço: não há preço fixo; os hóspedes podem ficar até cinco dias e contribuem como puderem. **Inclui:** refeições.

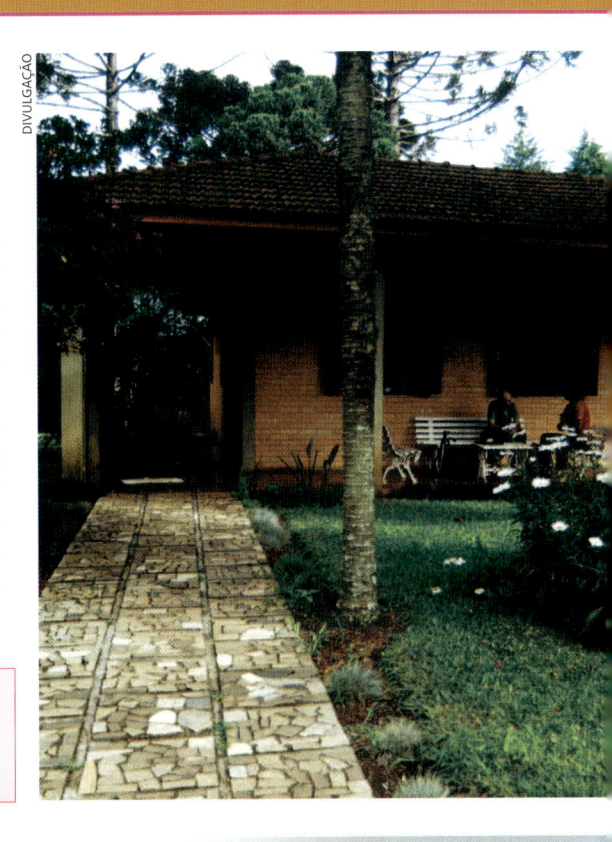

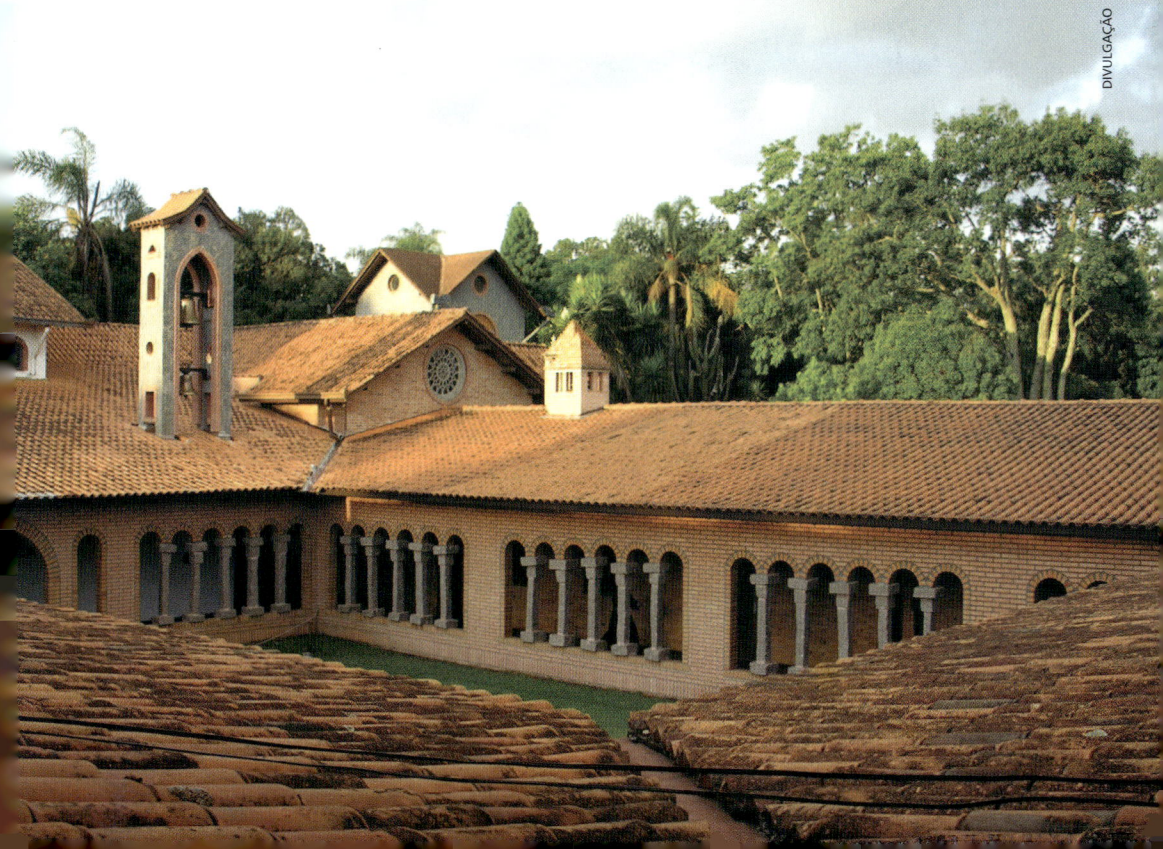

## 092 MOSTEIRO ZEN MORRO DA VARGEM
**(Ibiraçu, ES)**

"Estudar o Zen é estudar a si mesmo. Estudar a si mesmo é esquecer de si mesmo. Esquecer de si mesmo é estar uno com todas as coisas." Ao caminhar pela exuberante área de mata Atlântica onde fica o primeiro mosteiro budista da América Latina, aforismos como esse surgem próximos às árvores e imaculados jardins. O mosteiro segue a tradicional escola Soto Zen, introduzida no Japão no século XIII pelo mestre Dogen Zenji (1200-1253). Sem as cores vivas ou os adornos característicos de outras tradições budistas, o zen prima pela simplicidade.

Retiros para iniciantes acontecem sete vezes por ano e duram quatro dias. Uma das práticas meditativas mais importantes que se aprende é o zazen, ou meditação sentada, que consiste em ficar com a coluna ereta em posição de lótus diante de uma parede branca. As acomodações são simples, confortáveis e têm uma bela vista para a mata. As refeições são feitas em silêncio e espera-se que o hóspede ajude na cozinha ou em outras tarefas domésticas. O mosteiro também mantém um programa para receber artistas de todas as áreas que busquem um lugar para conceber suas criações. Trata-se de um ateliê debruçado sobre um vale, de onde se tem uma visão panorâmica de toda a região – um lugar, sem dúvida nenhuma, inspirador. Aos domingos, o Morro da Vargem é aberto a quem quiser visitá-lo.

BR-101, km 217, (27) 3257-3030; www.mosteirozen.com.br. **Preço:** R$ 350,00 (quatro noites em retiro, em quarto duplo ou triplo). **Inclui:** refeições.

## 093 VISÃO FUTURO
**(Porangaba, SP)**

O parque ecológico Visão Futuro é uma ecovila, comunidade auto-sustentável que funciona em Porangaba, no interior de São Paulo. Concebido pela monja Susan Andrews, norte-americana que estudou 25 anos entre Tailândia, China, Filipinas e Índia, o parque promove retiros que seguem os preceitos da biopsicologia, uma combinação de filosofia oriental com os modernos conceitos da psiconeuroimunologia, ou "medicina corpo-mente". As práticas de biopsicologia visam promover o equilíbrio das emoções, o controle do estresse e, de quebra, ajudar a diminuir as atitudes negativas que perturbam nosso equilíbrio. O curso é ministrado em oito módulos mensais, com duração de dois dias cada.

Siga pela rodovia Castelo Branco até o km 162, trevo de Porangaba, e retorne pelo acostamento. Entre à direita e siga pela estrada de terra por mais 3 km até o estacionamento do parque, (15) 3257-1540; www.visaofuturo.org.br. **Preço:** R$ 285,00 por módulo. **Inclui:** alimentação e hospedagem.

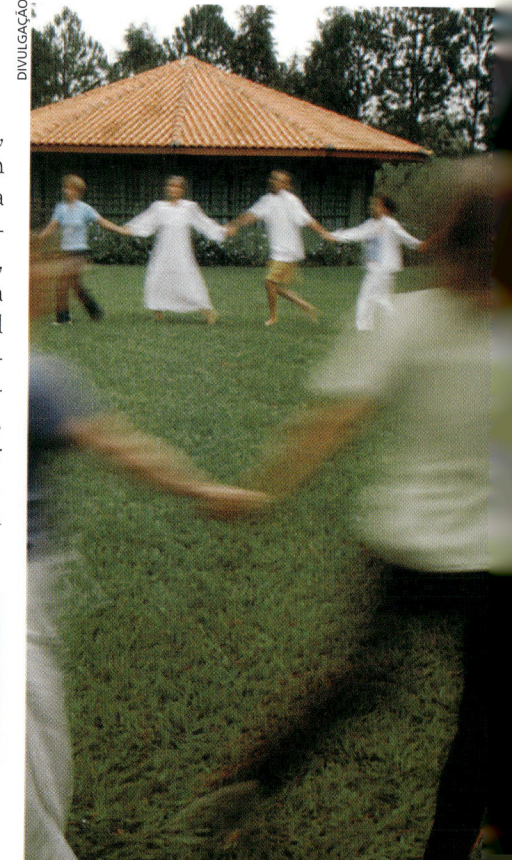

CIDADES ESPECIAIS 97

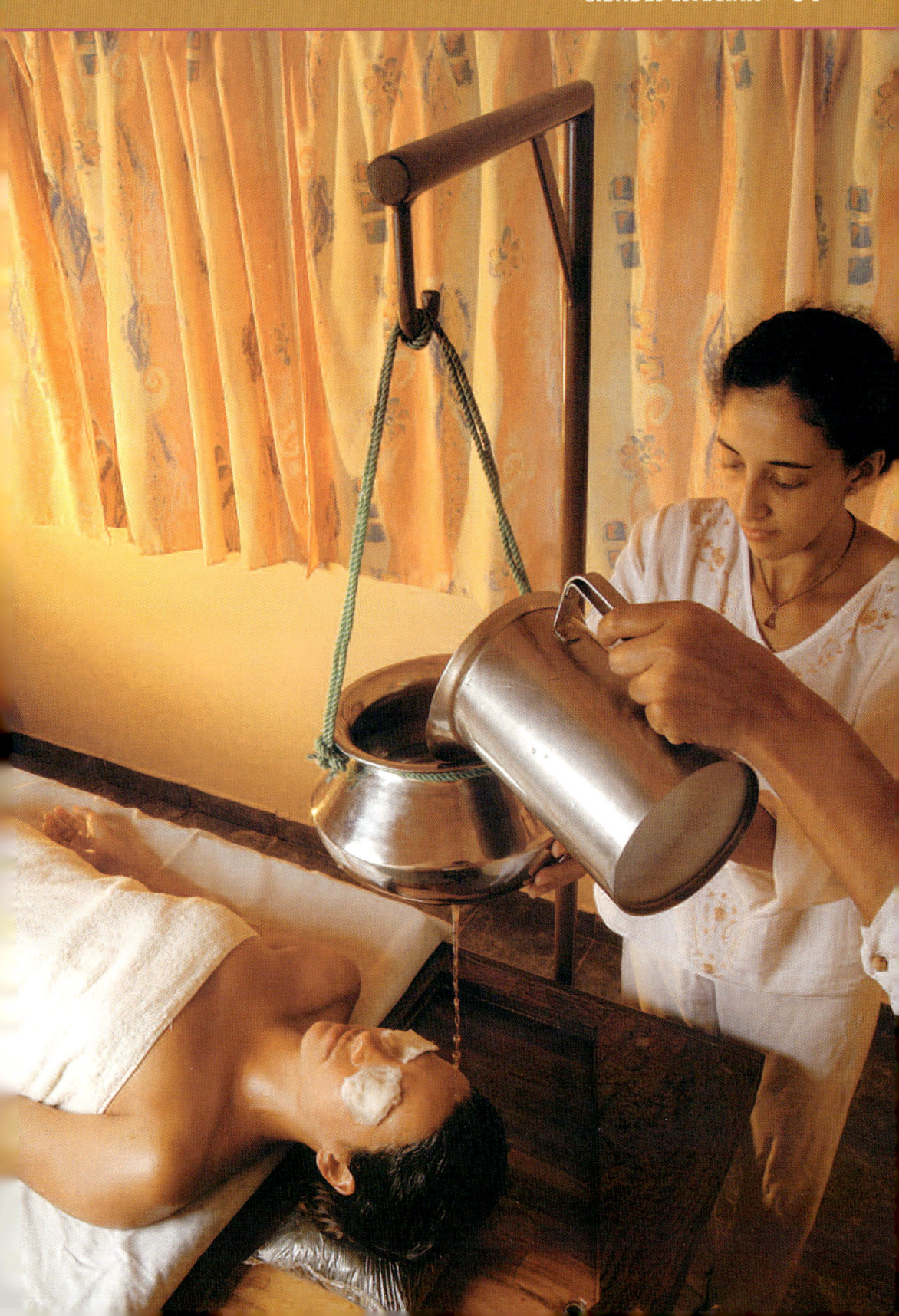

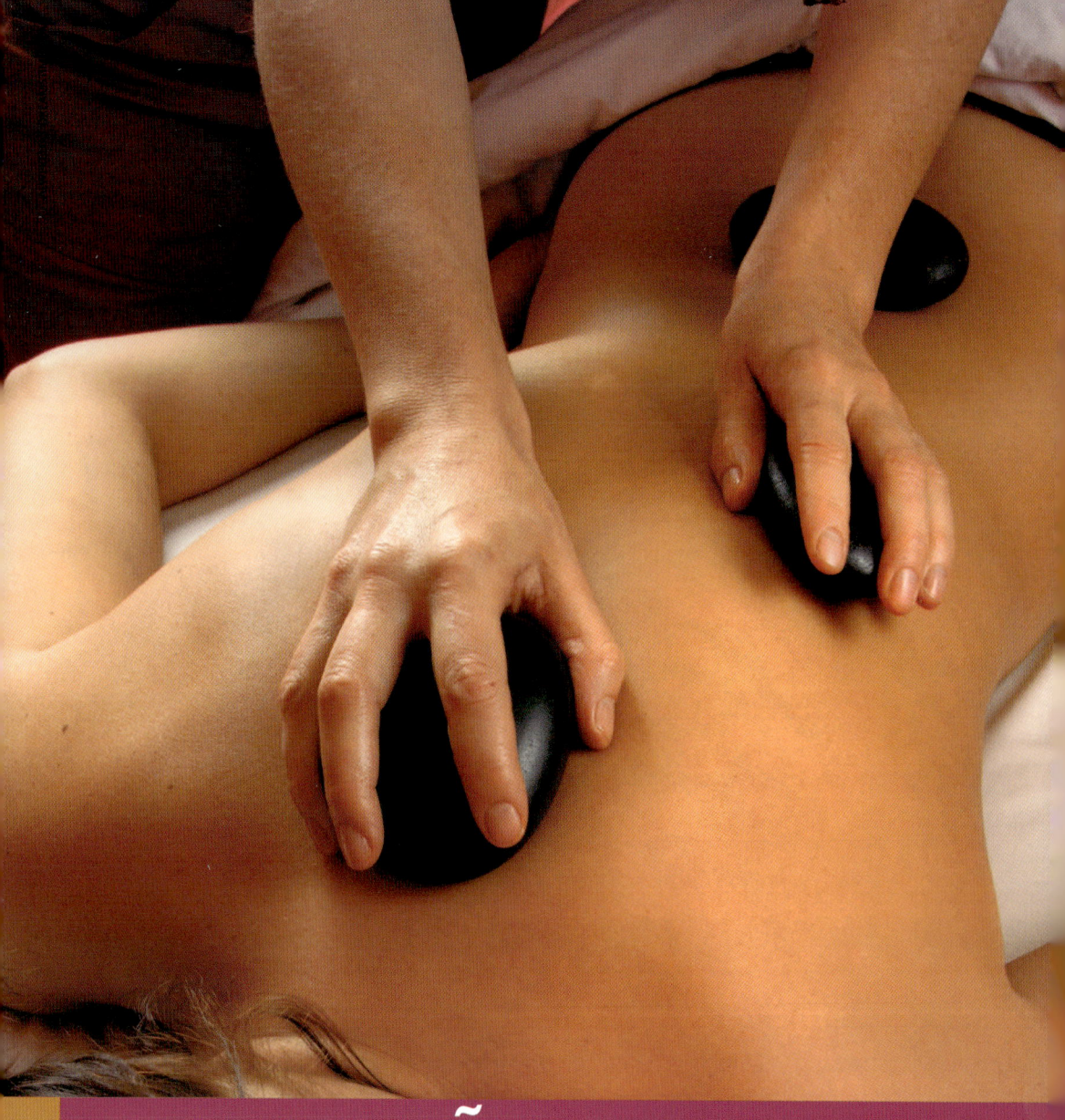

# MEDITAÇÃO E TERAPIAS HOLÍSTICAS

A palavra "holístico" vem do grego *holo*, que significa inteiro, completo, total, integral. Nas terapias holísticas, portanto, o ser humano é considerado como um todo: não apenas corpo, mente ou espírito, mas tudo isso junto e interdependente. Suas técnicas naturais não-invasivas buscam, de modo geral, a obtenção do equilíbrio, da harmonia e do bem-estar de cada indivíduo, considerado único.

## MEDITAÇÃO

Tem de todo tipo: olhos abertos, fechados, no claro, no escuro, sentado em posição de flor-de-lótus, caminhando. Pode ou não incluir mantras, mudras (gestos sagrados) e visualizações. Mas o fundamental da meditação é sempre o mesmo: aquietar-se, descobrir o poder do silêncio, esvaziar a mente e buscar a sabedoria que se esconde dentro da gente.

No corre-corre cotidiano, a mente fica conectada aos acontecimentos que estão lá fora. Em geral, vagamos entre a angústia dos ressentimentos do passado (que já se foi) e a ansiedade das preocupações relacionadas ao futuro (que ainda não existe). Meditar é a chance de conectar-se ao momento presente, concentrando nele toda a atenção de corpo, mente e alma.

Chega-se então a algo semelhante àquele embotamento dos sentidos que acontece antes de pegarmos no sono – mas em estado de alerta. Especialistas na prática garantem que, aos poucos, isso leva a uma conexão maior não apenas com nós mesmos, mas com o universo, abrindo espaço para sentimentos como amor e perdão.

Vá aos poucos. No começo, com determinação e disciplina, poucos segundos de atenção concentrada no aqui e no agora já são motivo de comemoração. O maior desafio é conter a divagação da mente, que a toda hora traz pensamentos inconvenientes. É preciso então aprender a não combatê-los, mas deixar que venham e vão embora, aceitando-os sem se envolver com eles. Uma dica para conseguir isso é criar um foco: um mantra, a respiração, a observação das sensações, um objeto no qual fixar o olhar ou mesmo uma visualização – cristãos, por exemplo, podem mentalizar a face de Jesus Cristo. Ou, como na raja yoga, pode-se pensar nas qualidades positivas do homem: bondade, generosidade, compaixão...

Mesmo para os mais pragmáticos e céticos há argumentação a favor da meditação. Quem medita tem maior poder de concentração e raciocínio (devido ao aumento do fluxo sangüíneo no cérebro). E cada vez mais se comprovam os benefícios para a saúde trazidos por essa prática. Médicos e cientistas, mesmo sem conseguirem explicar o motivo, admitem esse poder de prevenção e cura e recomendam a meditação a pacientes de diversos males. Nessa enorme lista figuram, entre outras, doenças do coração, câncer, distúrbios do sono, estresse, ansiedade, gastrite, enxaqueca, esclerose múltipla e artrite reumatóide.

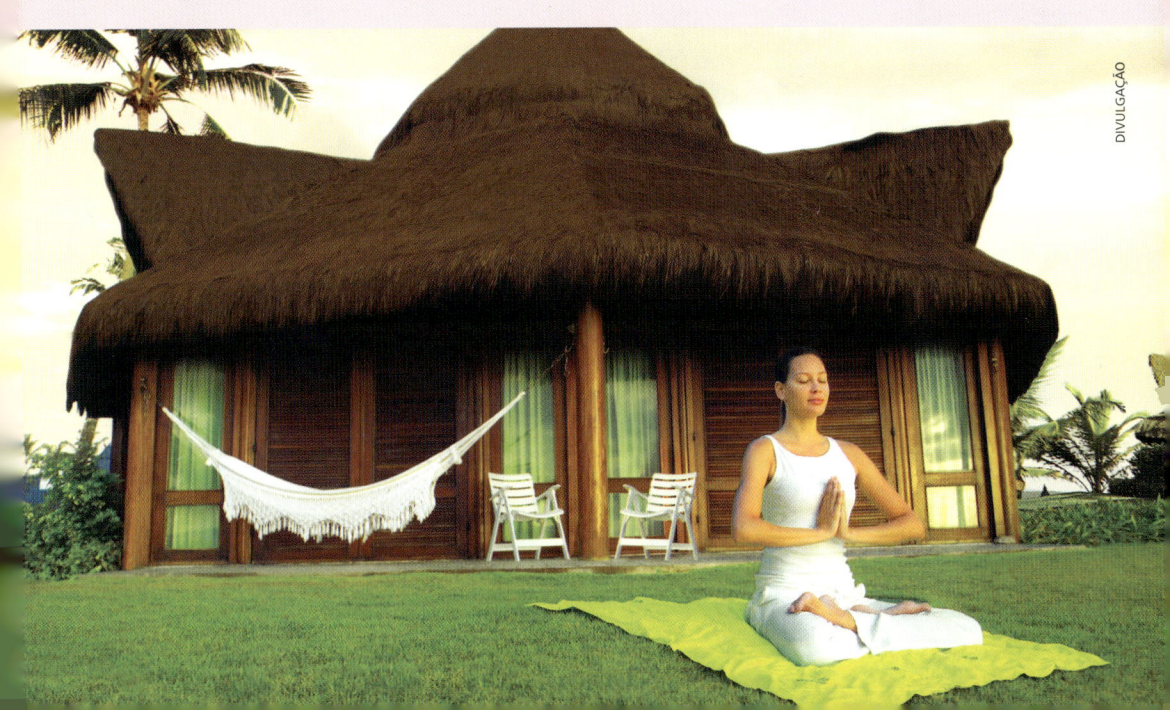

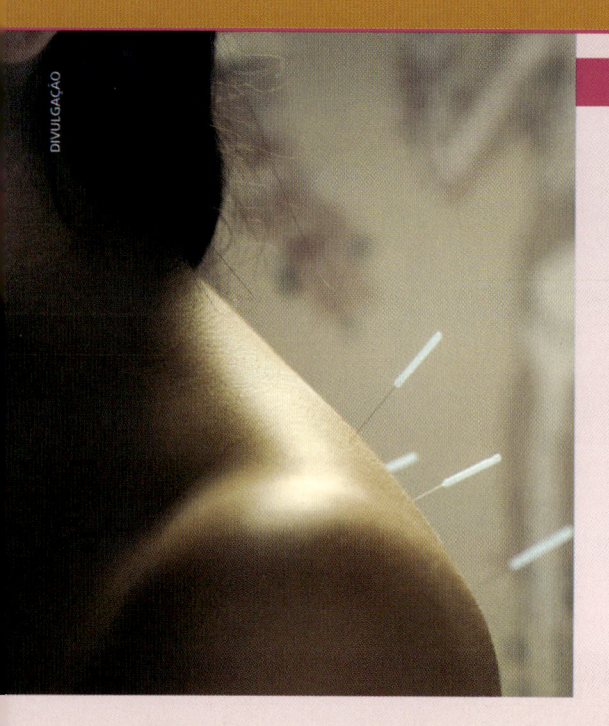

## 095 ACUPUNTURA

Terapia milenar criada na China, usa finíssimas agulhas espetadas na pele para estimular, descongestionar e equilibrar o fluxo de energia do corpo. Os locais de inserção obedecem a um tipo de mapa e ficam em regiões de terminações nervosas, conectadas pelos chamados meridianos. A Organização Mundial da Saúde já admite que essa técnica é capaz de tratar pelo menos 107 doenças e sintomas. É muito procurada para aliviar todo tipo de dor – o estímulo dos pontos libera endorfina, que funciona como analgésico –, ansiedade, estresse e mesmo para ajudar a emagrecer, através de controle do apetite.

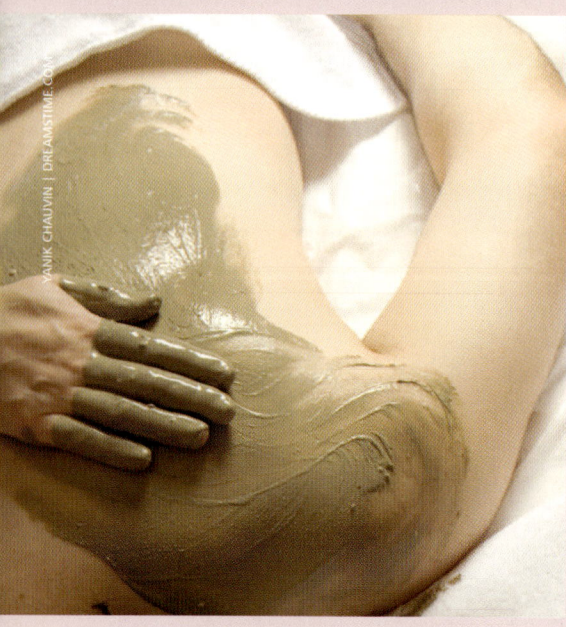

## 096 BANHO DE ARGILA

Também chamado de geoterapia, consiste na aplicação de argila, barro ou lama para benefício da pele. Com a absorção dos nutrientes minerais do material, a pele expele as impurezas acumuladas e se desintoxica. O tratamento estimula a circulação sangüínea periférica, hidrata, tonifica e rejuvenesce a pele, favorecendo a redução de celulite e gordura. Também pode ajudar a tratar reumatismo, artrite e artrose. Pelo relaxamento, combate cansaço físico e mental (como estresse, insônia e ansiedade).

## 097 INTEGRAÇÃO CRANIOSSACRAL

Técnica de toques sutis e precisos para estimular as membranas que envolvem o cérebro e a medula e, assim, desobstruir o fluxo do líquido cefalorraquidiano, ajustar as estruturas da coluna e os feixes musculares. Proporciona alívio de tensões, equilíbrio do sistema nervoso e redução do estresse muscular. Trata dores crônicas e membros com dormências.

## 98 PEDRAS QUENTES

Aplicação, em pontos específicos do corpo, de pedras aquecidas com efeito vasodilatador. Podem ser vulcânicas ou de outras origens. As pedras são usadas também para fazer massagem e, assim, equilibrar e recarregar as energias e estimular o sistema linfático, responsável pela liberação de toxinas. Revitaliza o organismo e promove profundo relaxamento, auxiliando na eliminação de tensões musculares e no combate ao estresse.

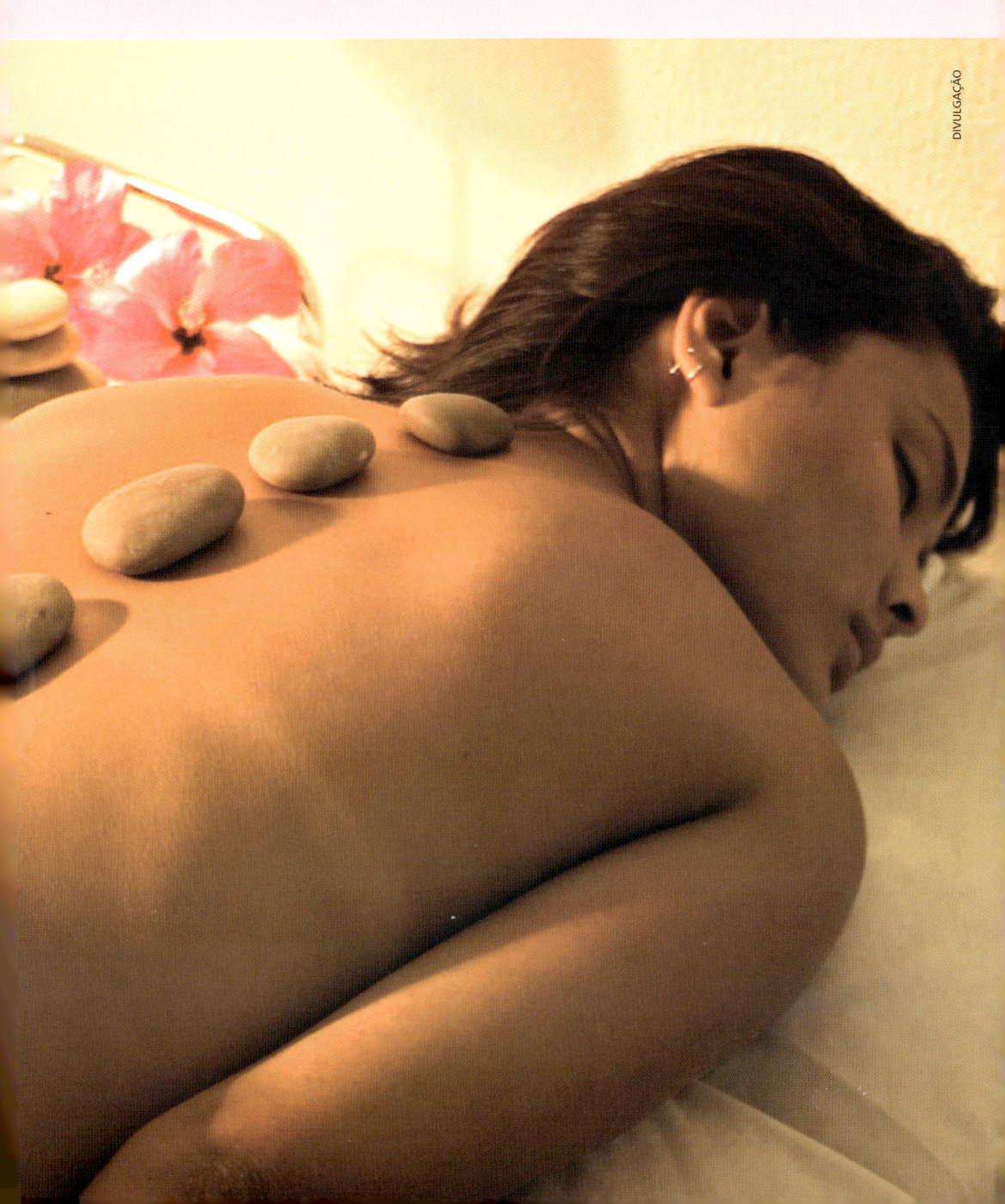

## 099 REIKI

*Rei* é a energia cósmica que flui pelo universo; *ki*, a energia vital do ser humano. Segundo a sabedoria japonesa, a saúde vem da harmonia entre essas duas forças. E o reiki é uma terapia de cura energética realizada pela imposição das mãos, que captam, canalizam e direcionam essa vibração energética universal para pontos do corpo. Age nos locais em que o reequilíbrio é necessário, tratando a causa do problema, e não apenas os sintomas. Promove o processo de autocura natural, desfaz bloqueios energéticos, harmoniza os centros de entrada e saída de energia do corpo (chacras) e produz novamente o equilíbrio físico, mental e emocional. Relaxa e alcança resultados no auxílio ao controle de estresse, depressão, problemas emocionais (como medo e baixa auto-estima), dores e doenças causadas por imunodeficiências.

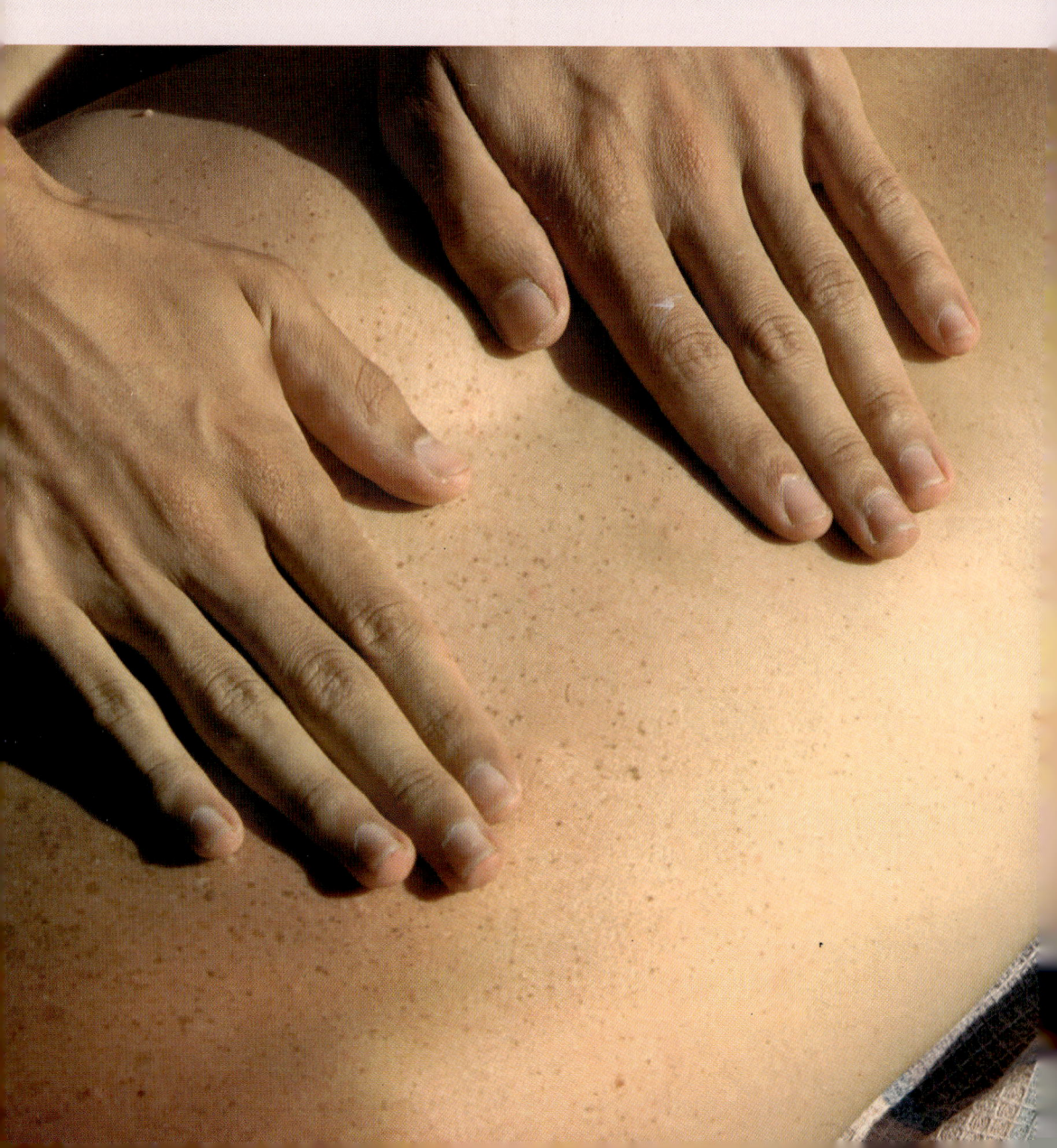

## 00 SHIRODHARA

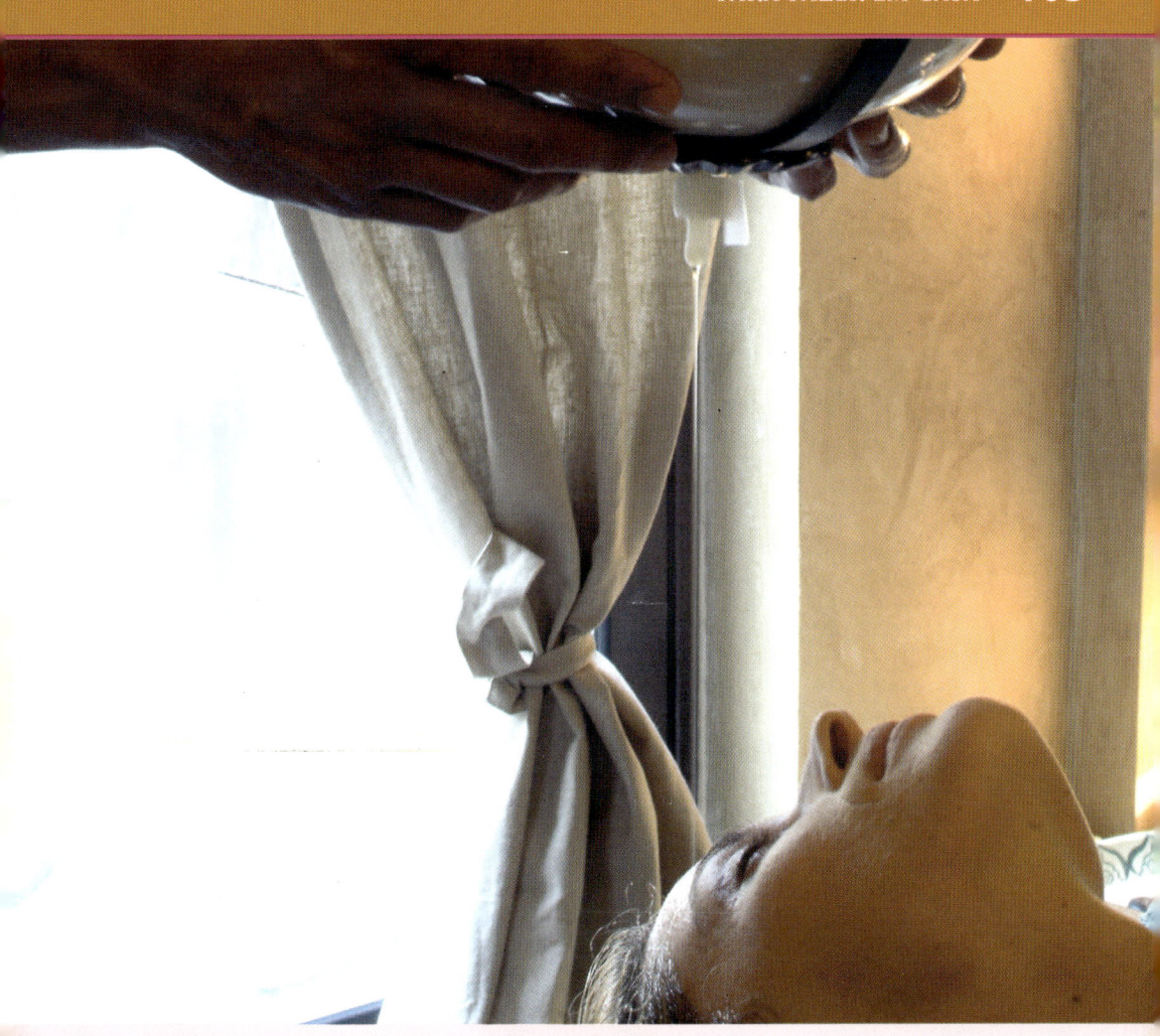

O fluxo contínuo de um líquido aquecido despejado sobre a testa induz ao relaxamento do sistema nervoso, libera endorfina e alivia problemas como medo, ansiedade, estresse e insônia.

## 01 XAMANISMO

Prática religiosa de cura encontrada em sociedades primitivas do mundo todo. Focada no respeito aos elementos da natureza – água, terra, fogo e ar –, envolve diversos rituais na busca do autoconhecimento e faz aflorar estados internos primitivos, o instinto animal. Originalmente, o sacerdote (xamã, ou pajé, na língua tupi) entrava em transe durante os rituais, manifestando poderes aparentemente sobrenaturais e invocando espíritos da natureza. Hoje, o xamanismo pode ser usado em diferentes técnicas, individuais ou em grupo, como a dançaterapia. Na prática mais comum, realizada dentro de uma tenda, pedras são aquecidas numa fogueira e depois banhadas com água, que se transforma em vapor e causa efeito similar ao de uma sauna. Tradicionalmente usado para purificação e cura de mente, corpo, emoções e espírito.

© Copyright 2008, EDIOURO PUBLICAÇÕES S.A.

EDITOR | Kiko Nogueira

COORDENAÇÃO | Gabriela Erbetta

EDIÇÃO DE TEXTOS | Bianca Piragibe

CAPA, PROJETO GRÁFICO E DIAGRAMAÇÃO | Osmane Garcia Filho

FINALIZAÇÃO | Ana Dobón

IMAGEM DE CAPA | Tim Garcha/zefa/Corbis/LatinStock

REVISÃO | Adriane Gozzo

Todos os esforços foram feitos para creditar devidamente os detentores dos direitos das imagens utilizadas neste livro. Eventuais omissões de crédito ou créditos errados não foram intencionais e serão devidamente solucionadas nas próximas edições, bastando que os seus proprietários contatem os editores.

DADOS INTERNACIONAIS DE CATALOGAÇÃO NA PUBLICAÇÃO (CIP)
(CÂMARA BRASILEIRA DO LIVRO, SP, BRASIL)

Erbetta, Gabriela
 101 dicas para o seu bem-estar: GUIA DA LUZ
Gabriela Erbetta. – São Paulo : Ediouro, 2008.

 Bibliografia
 ISBN 978-85-0002-168-8

 1. Espírito e corpo.  2. Saúde - Promoção.
3. Saúde mental  4. Terapêutica  5. Viagens - Guias.
I. Título.

08-00290 　　　　　　　　　　　　　　　　　　CDD - 613

Índice de catálogo sistemático:
1. Saúde integral: Promoção: Guias de viagem

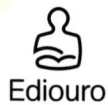

**Ediouro**

EDIOURO PUBLICAÇÕES S.A.

Rua Nova Jerusalém, 345 – CEP 21042-230
Rio de Janeiro — RJ
Tel.: (21) 3882-8200 — Fax: (21) 3882-8212/ 8313
e-mail: editorialsp@ediouro.com.br;
vendas@ediouro.com.br
internet: www.ediouro.com.br

ÍCONES USADOS NESTE LIVRO:

ACUPUNTURA | MEDITAÇÃO | TAI CHI CHUAN | REIKI | MASSAGEM | IOGA | OFURÔ | HIDROTERAPIA | LIAN GONG